「姿勢・発音・日本語のリズム・心に響くことば」
心と身体、脳の働きがスッキリ整う！

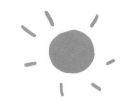

朝の音読で一日が変わる！

1日1分、
脳がシャキッと
目覚める

朝《あさ》音《おん》読《どく》

致知出版社

朝音読のことば

「一日《いちにち》のはじめに於《おい》て」

山村暮鳥《やまむらぼちょう》

みろ
太陽《たいよう》はいま世界《せかい》のはてから上《のぼ》るところだ
此《こ》の朝霧《あさぎり》の街《まち》と家家《いえいえ》
此《こ》の朝《あさ》あけの鋭《するど》い光線《こうせん》
まづ木木《きぎ》の梢《こずえ》のてつ《っ》ぺんからして
新鮮《しんせん》な意識《いしき》をあたへ《え》る
みづみづしい空《そら》よ
からすがなき

すずめがなき
ひとびとはかつ《っ》きりと目《め》ざめ
おきいで
そして言《い》ふ《う》
お早《はよ》う
お早《はよ》うと
よろこびと力《ちから》に満《み》ちてはつ《っ》きりと
おお此《こ》の言葉《ことば》は生《い》きてゐ《い》る！
何《なん》といふ《う》美《うつく》しいことばであら《ろ》う
此《こ》の言葉《ことば》の中《なか》に人間《にんげん》の純《きよ》さはいまも残《のこ》つ《っ》てゐ《い》る
此《こ》の言葉《ことば》より人間《にんげん》の一日《いちにち》ははじまる

本書を推薦します

脳と心と身体に効く「朝音読」

東京都健康長寿医療センター研究所・医学博士
藤原佳典

音読が脳の活性化に役立つという説は、広く知られるようになりました。光トポグラフィなどの装置を用いて、いろんな状況下で脳の酸素含有《がんゆう》量や血流量を測定した結果、黙読《もくどく》より、音読中のほうが脳は広範囲に活性化されることが実証されています。

「黙読」の場合には、文字を視覚的に捉えることから始まります。そして、脳の「感覚性言語《げんご》野《や》」にインプットし、文字として認識します。次に、文字の示す言葉の意味を理解するために処理します。「音読」の場合にはさらに「運動性言語野」にアウトプットされ、音声に変換されます。その音声は自分自身の耳から「聴覚野」にインプットされ、再び感覚性言語野で音声認識されます。このように音読は「読む」「聞く」といったインプットと「話す」といったアウトプットを繰り返し行う**高度な知的活動**なのです。

さらに、音読する文章は単に事実を述べるようなニュース記事ではなく本書が紹介するような珠玉の名作を選ぶとよいでしょう。そこには、視覚、聴覚だけではなく、嗅覚、味覚、触覚など**五感を呼び起こし、その場、その状況を想像させるような素材**が鏤《ちりば》められています。こうした作品を音読することで、さらに、**脳の広範囲を活性化する**ことが期待されます。

さらに、本書は朝の音読を推奨《すいしょう》しています。前日に入手した記憶情報は海馬《かいば》に一時的に保管されますが、睡眠中に大脳皮質へ運ばれて、一度リセットされます。そのため、朝目覚めた時の脳は新たな情報を収納する準備ができているので、**起床後、おおよそ三時間は、何か新しいことを始める際のゴールデンタイム**といえます。

また、朝日を浴びることによって、睡眠ホルモンであるメラトニンの分泌《ぶんぴつ》のタイミングがリセットされ、寝付きがよく、朝もスッキリ目覚めるように体内時計が調整されます。一方で、朝日を浴びると、心の健康を保ってくれるセロトニンという神経伝達物質が脳内で分泌され、**精神の安定を保ちます**。

さらに、高齢になると、口や舌の筋肉が弱まるため、咀嚼《そしゃく》機能（噛《か》む力）や嚥下《えんげ》機能（飲み込む力）が低下し、食べ物を誤嚥《ごえん》してしまうことがあります。また、ついつい食べにくいからと、肉など多様な食品を避けるようになり、タンパク質はじめ栄養不足になり徐々にフレイル（＝虚弱）に陥ってしまうことになります。しっかり口を開けての音読は、**滑舌《かつぜつ》の訓練**にもなり、**咀嚼・嚥下機能の維持**にも役立ちます。

「朝音読」はこんな方におすすめです

脳の準備運動を
行ってアクティブに
活動したい方

日本語の美しさを
体感したい方

眠気を抜いて
気分スッキリ
一日を始めたい方

人生のヒントになる
ことばに
出合いたい方

落ち着いた心で
一日を過ごしたい方

楽に上手に
音読したい方

声を出す機会を
増やしたい方

声や滑舌に
自信を持ちたい方

咀嚼・嚥下機能を
維持したい方

「朝音読」の進め方

朝音読は、起床後およそ3時間の「脳のゴールデンタイム」に、自分の声でことばを味わい、脳の活発な働きを促し、新鮮な心で一日を始める音読習慣です。

ゆっくり読む／速く読む

2ステップの音読で、朝の脳を無理なく目覚めさせていきます。

ステップ1　一語、一節、「、」「。」ごとにゆっくり音読。

ことばをゆっくり味わって、朝の脳を目覚めさせましょう。

ステップ2　全文を通して、速く音読。

作品の内容が理解できたら、速い音読で脳の回転スピードをアップさせましょう。

「速い音読」だけならば、1日およそ1分でOK！

「脳がシャキッと目覚める発音練習」を先に行うこともおすすめです。

取り入れやすいタイミングを見つける

朝食前、朝食後、体操後、出かける前など、朝の習慣に取り入れやすいタイミングを見つけてください。

1日1分、脳がシャキッと目覚める朝音読 目次

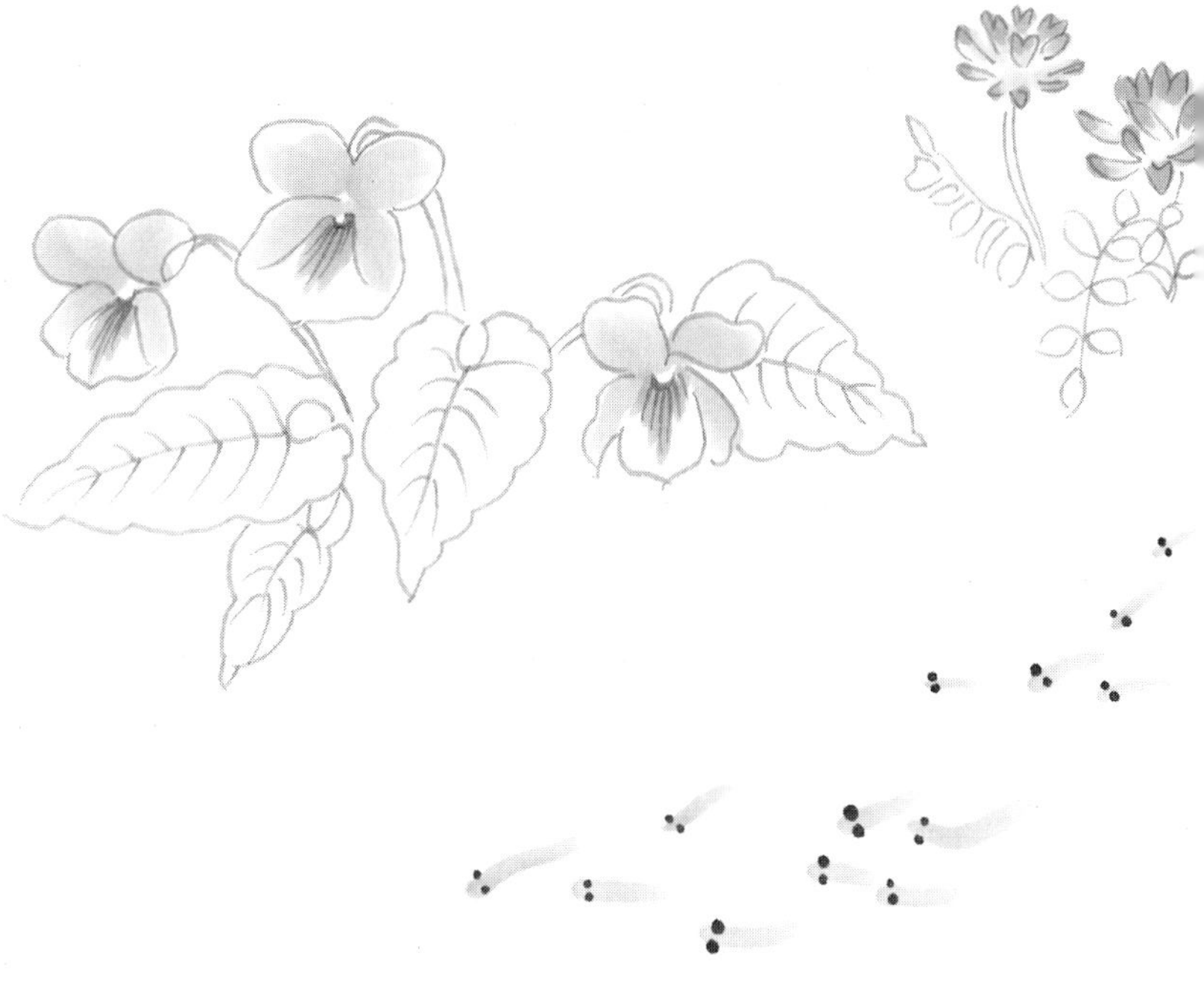

装幀・本文デザイン――フロッグキングスタジオ
装画――タオカミカ
本文イラスト――桂 くに子（12頁）、和貝晴美（9、11頁）

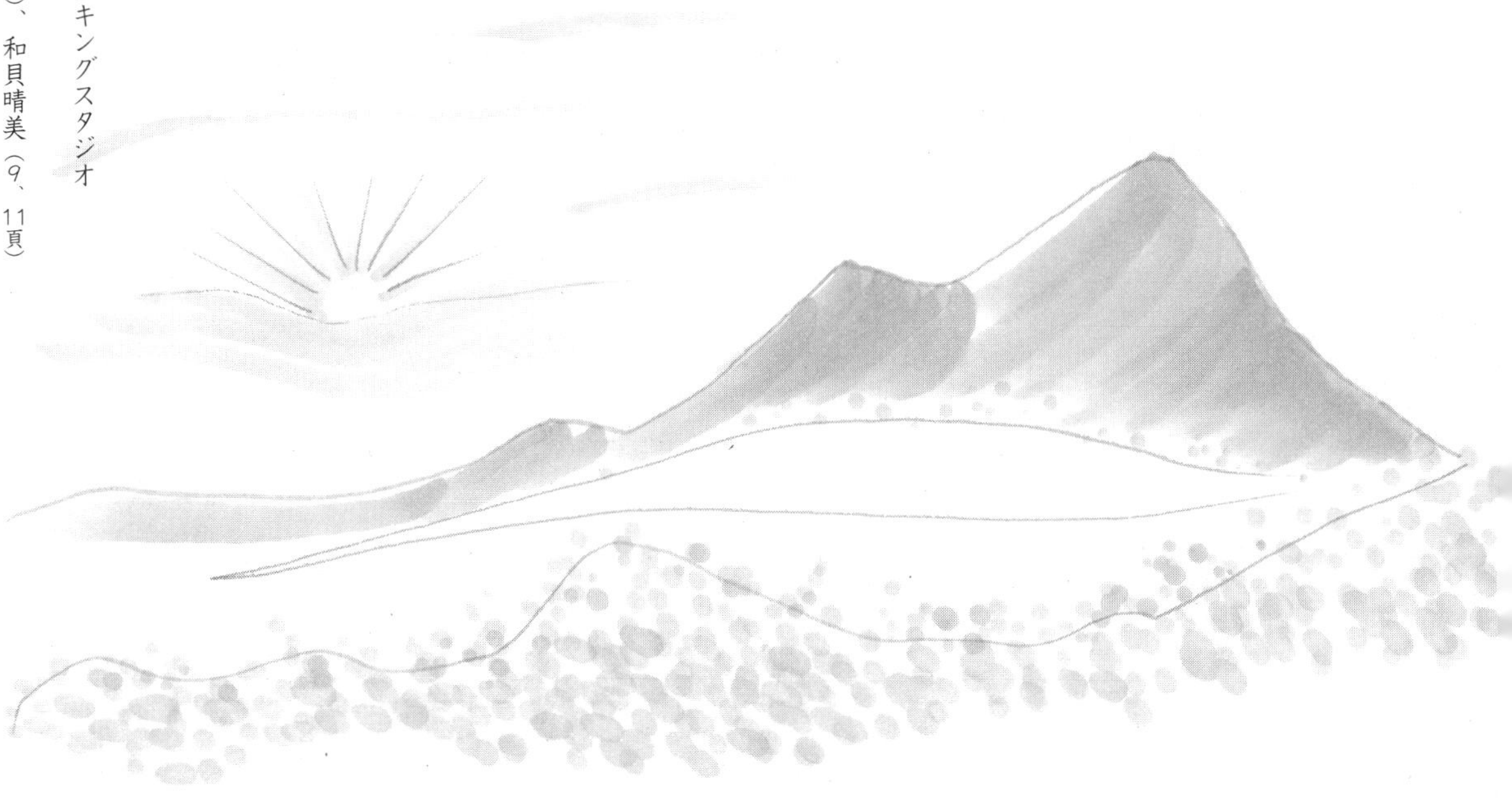

コラム

声と発音そのものを楽しむ！　美しい姿勢と母音の発音

・美しい姿勢
・母音の発音

椅子に浅く座り、腰を立てます。すると背筋が自然と伸び、肩の力が抜けてきます。下腹で息が支えられ、少し顎《あご》を引くと、伸びやかな声が生まれます。

日本語の五十音は、「あ・い・う・え・お」の母音の音に、口腔《こうくう》内や唇で音を加工する子音《しいん》が組み合わされて発音されます。母音の発音を整えると、ことばの明瞭さがグッと増します。

世界に一つしかない自分の声と、耳に美しく届けられる発音を楽しんでください。

姿勢

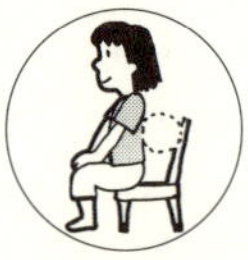

椅子に浅く腰かけます。腰を立て、背筋を伸ばし、下腹の支えを感じましょう。
★椅子の背もたれと背中の間にバレーボールが一個入るくらい空けましょう。

あ「あ〜」

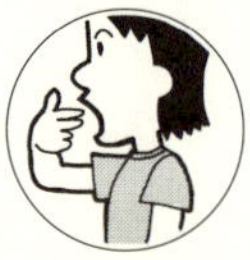

舌の力を抜き、人差し指と中指二本を縦に揃え、上下の歯の間に挟んでください。
★顎をしっかり下げましょう。

い「い〜」

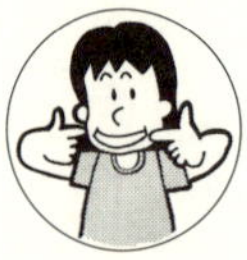

舌の力を抜き、唇を横いっぱいに引いてください。
★口角《こうかく》を左右の指先に近づけるように引いてみましょう。

う「う〜」

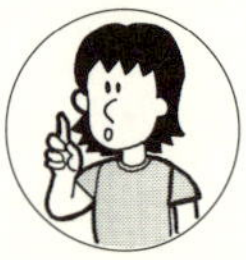

口をひょっとこにせず、上下の唇を自然に寄せてください。
★人差し指のまん中辺りに声を当てるように。

え「え〜」

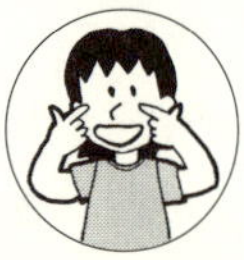

両頬の中央を意識しながら、軽く顎を下げてください。
★人差し指を頬の上に当て頬の中央が上がるように。

お「お〜」

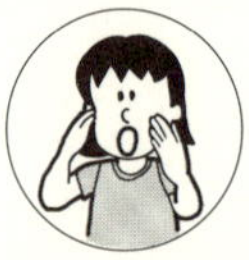

肺から声門、唇の外まで一本のパイプが通っているようにイメージしてください。
★喉の奥を広げましょう。

テーマ ❶

脳がシャキッと目覚める発音練習

伸びやかな声、明瞭な発音で、
脳をシャキッと目覚めさせましょう。
ことばを明瞭に発音すると、意識がはっきりします。
下腹で声を支えて発音すると、心身に活力が湧いてきます。
表情筋や舌をしっかり使い、一音一音を爽《さわ》やかに発音しましょう。

一音一語を耳で確認しながら、
明瞭に発音しましょう

始める前に

一音一音を耳でよく聞いて、明瞭に発音しましょう

口《くち》の体操《たいそう》

アエイウエオアオ
カケキクケコカコ
サセシスセソサソ
タテチツテトタト
ナネニヌネノナノ
ハヘヒフヘホハホ

オアオエウイエア
コカコケクキケカ
ソサソセスシセサ
トタトテツチテタ
ノナノネヌニネナ
ホハホヘフヒヘハ

年　月　日

感想

マメミムメモマモ

ヤエイユエヨヤヨ

ラレリルレロラロ

ワエイウエオワオ

モマモメムミメマ

ヨヤヨエユイエヤ

ロラロレルリレラ

オワオエウイエワ

【口の体操のポイント】

表情筋と舌を使って明瞭に発音しましょう。
五十音すべての音の終わりにしっかり母音の形をとってください。

一語一語を耳でよく聞いて、明瞭に発音しましょう

「五十音《ごじゅうおん》」

北原白秋《きたはらはくしゅう》

あめんぼ
赤いな
アイウエオ
浮き藻《うきも》に
小《こ》えびも
およいでる

かきのき
くりのき
カキクケコ
きつつき
こつこつ
枯《か》れけやき

ささげに
すをかけ
サシスセソ
その魚《うお》
浅瀬《あさせ》で
刺《さ》しました

立《た》ちましょ
らっぱで
タチツテト
トテトテ
タッタと
飛《と》びたった

なめくじ
のろのろ
ナニヌネノ
納戸《なんど》に
ぬめって
なにねばる

年　月　日

感想

はとぽっぽ　ほろほろ　ハヒフヘホ
ひなたの　お部屋《へや》にゃ　笛《ふ》を吹《ふ》く
まいまい　ねじまき　マミムメモ
梅《うめ》の実《み》　おちても　見《み》もしまい
焼《や》きぐり　ゆでぐり　ヤイユエヨ
山田《やまだ》に　灯《ひ》のつく　宵《よい》のいえ
雷鳥《らいちょう》は　寒《さむ》かろ　ラリルレロ
れんげが　咲《さ》いたら　るりの鳥《とり》
わいわい　わっしょい　ワヰ《イ》ウヱヲ
植木屋《うえきや》　井戸《いど》換《が》え　お祭《まつ》りだ

【作者と作品】

与謝野鉄幹《よさのてっかん》の「新詩社」に参加し、雑誌『明星』の新人の筆頭として活躍した詩人。「五十音」はかな学習歌の代表的なもので、現代ではアナウンサーの発声や滑舌の訓練にも用いられています。

【音読のポイント】

舌の位置や動きを確認しながら、自分の耳で聞いて気持ち良い発音を心がけましょう。ことばに舌が馴染《なじ》んできたら、1行続けてリズム良く音読してみてください。

始める前に 一語一語を耳でよく聞いて、明瞭に発音しましょう

「外郎売《ういろううり》」①

拙者親方《せっしゃおやかた》と申《もう》すは、お立《た》ち合《あ》いの中《うち》に、ご存知《ぞんじ》のお方《かた》もございましょうが、お江戸《えど》を発《た》って二十里《にじゅうり》上方《かみがた》、相州小田原《そうしゅうおだわら》、一色町《いっしきまち》をお過《す》ぎなされて、青物町《あおものちょう》を登《のぼ》りへお出《いで》なさるれば、欄干橋虎屋藤右衛門《らんかんばしとらやとうえもん》、只今《ただいま》は剃髪《ていはつ》いたして、円斉《えんさい》と名《な》のりまする。

元朝《がんちょう》より大晦日《おおつごもり》まで、お手《て》に入《い》れまする此《こ》の薬《くすり》は、昔《むかし》、陳《ちん》の国《くに》の唐人《とうじん》、外郎《ういろう》という人《ひと》、わが朝《ちょう》へ来《き》たり、帝《みかど》へ参内《さんだい》の折《おり》から、此《こ》の薬《くすり》を深《ふか》く籠《こ》め置《お》き、用《もち》ゆる時《とき》は一粒《いちりゅう》ずつ、冠《かんむり》のすき間《ま》より取《と》り出《いだ》す。依《よ》って其《そ》の名《な》を帝《みかど》より「透頂香《とうちんこう》」と賜《たまわ》る。即《すなわ》ち文字《もんじ》には、「いただき・すく・香《におい》」と書《か》いて、「とうちんこう」と申《もう》す。

年　月　日

感想

只今《ただいま》は此《こ》の薬《くすり》、殊《こと》の外《ほか》世上《せじょう》に弘《ひろ》まり、ほうぼうに似看板《にせかんばん》を出《い》だし、イヤ小《お》田原《だわら》の、灰俵《はいだわら》の、さん俵《だわら》の、炭俵《すみだわら》のと、色々《いろいろ》に申《もう》せども、平仮名《ひらがな》を以《もっ》て「うゐ《い》ら《ろ》う」と記《しる》せしは、親方円斉《おやかたえんさい》ばかり。

もしやお立《た》ち合《あ》いの中《うち》に、熱海《あたみ》か塔《とう》の沢《さわ》へ湯治《とうじ》においでなさるか、又《また》は伊《い》勢参宮《せさんぐう》の折《おり》からは、必《かなら》ず門《かど》ちがいなされまするな、お登《のぼ》りならば右《みぎ》の方《かた》、お下《くだ》りなれば左側《ひだりがわ》、八方《はっぽう》が八《や》つ棟《むね》、おもてが三《み》つ棟玉堂造《むねぎょくどうづく》り、破風《はふ》には菊《きく》に桐《きり》のとうの御紋《ごもん》を御赦免《ごしゃめん》有《あ》って、系図正《けいずただ》しき薬《くすり》でござる。

【作者と作品】

歌舞伎十八番の一つ。1718(享保3)年、森田座の「若緑《わかみどり》勢《いきおい》曾我《そが》」で二代目市川團十郎《だんじゅうろう》が初演。外郎売の物真似や効能のせりふを雄弁に演じる場面が見どころです。

【音読のポイント】

冒頭部分を(母音読み)と(ひらがな読み)を行ってから始めてみましょう。全文を明瞭に発音する感覚がつかめてきます。

(母音読み)
えっあおあああおおーうあ、おあいあいおういい、
(ひらがな読み)
せっしゃおやかたともーすは、おたちあいのうちに、

「外郎売《ういろううり》」②

イヤ最前《さいぜん》より家名《かめい》の自慢《じまん》ばかり申《もう》しても、御存知《ごぞんじ》ない方《かた》には、正身《しょうじん》の胡椒《こしょう》の丸呑《まるの》み、白河夜船《しらかわよふね》、さらば一粒《いちりゅう》食《た》べかけて、其《そ》の気味合《きみあ》いをお目《め》にかけましょう。先《ま》ずこの薬《くすり》を、かように一粒舌《いちりゅうした》の上《うえ》にのせまして腹内《ふくない》へ納《おさ》めますると、イヤどうも言《い》えぬわ、胃《い》・心《しん》・肺《はい》・肝《かん》がすこやかに成《な》って、薫風喉《くんぷうのんど》より来《き》たり、口中微涼《こうちゅうびりょう》を生《しょう》ずるが如《ごと》し、魚《ぎょ》・鳥《ちょう》・きのこ・麺類《めんるい》の喰《く》い合《あ》わせ、其《そ》の外《ほか》、万《まん》病速効《びょうそっこう》あること神《かみ》の如《ごと》し。

さて、この薬《くすり》、第一《だいいち》の奇妙《きみょう》には、舌《した》のまわることが銭《ぜに》ごまがはだしで逃《に》げる。ひょっと舌《した》が廻《まわ》り出《だ》すと、矢《や》も楯《たて》もたまらぬじゃ。そりゃそりゃ、そらそりゃ、まわって来《き》たわ、まわって来《く》るわ、アワヤ喉《のんど》、サタラナ舌《した》に、カ牙《げ》、サ歯音《しおん》、

年　月　日

感想

ハマの二《ふた》つは唇《くちびる》の軽重《けいちょう》、開口《かいこう》さわやかに、アカサタナハマヤラワ、オコソトノホモヨロオ。一《ひと》つへぎ、へぎに、へぎ干《ほ》し、はじかみ。盆豆《ぼんまめ》・盆米《ぼんごめ》・盆《ぼん》ごぼう。摘《つ》み蓼《たで》・つみ豆《まめ》・つみ山椒《ざんしょう》、書写山《しょしゃざん》の社僧正《しゃそうじょう》。小米《こごめ》の生噛《なまが》み、小米《こごめ》の生噛《なまが》み、こん小《こ》米《ごめ》のこなまがみ。繻子《しゅす》・ひじゅす・繻子《しゅす》・繻珍《しゅちん》。親《おや》も嘉兵衛《かへい》、子《こ》も嘉兵衛《かへい》、親《おや》かへい子《こ》かへい、子《こ》かへい親《おや》かへい。古栗《ふるぐり》の木《き》の古切口《ふるぎりぐち》。

【音読のポイント】

冒頭部分を（母音読み）と（ひらがな読み）を行ってから始めてみましょう。

（母音読み）
いああいえんおいあえいおいあんああいおういえお、
（ひらがな読み）
いやさいぜんよりかめいのじまんばかりもうしても、

始める前に　一語一語を耳でよく聞いて、明瞭に音読しましょう

「外郎売《ういろううり》」③

雨《あま》がっぱか、番合羽《ばんがっぱ》か。貴様《きさま》のきゃはんも皮脚絆《かわぎゃはん》。我等《われら》がきゃはんも皮脚絆《かわぎゃはん》。しっかわ袴《ばかま》のしっぽころびを、三針《みはり》はりながにちょと縫《ぬ》うて、縫《ぬ》うて、ちょとぶんだせ。かわら撫子《なでしこ》・野石竹《のぜきちく》。のら如来《にょらい》、のら如来《にょらい》、三《み》のら如来《にょらい》に六《む》のら如来《にょらい》。一寸《ちょと》さきのお小仏《こぼとけ》に、おけつまずきゃるな。細溝《ほそどぶ》にどじょにょろり。京《きょう》の生鱈《なまだら》、奈良《なら》、生《なま》まな学鰹《まながつお》、ちょと四五貫目《しごかんめ》。お茶立《ちゃた》ちょ、茶立《ちゃた》ちょ、ちゃっと立《た》ちょ、茶立《ちゃた》ちょ、青竹茶筅《あおだけちゃせん》でお茶《ちゃ》ちゃと立《た》ちゃ。

来《く》るわ来《く》るわ、何《なに》が来《く》る、高野《こうや》の山《やま》のおこけら小僧《こぞう》。狸百匹《たぬきひゃっぴき》、箸百《はしひゃく》ぜん、天目百《てんもくひゃっ》ぱい、棒八百本《ぼうはっぴゃっぽん》。

武具《ぶぐ》・馬具《ばぐ》・ぶぐ・ばぐ・三《み》ぶぐばぐ、合《あ》わせて武具《ぶぐ》・馬具《ばぐ》・六《む》ぶぐばぐ。

年　　月　　日

感想

菊《きく》・栗《くり》・きく・くり・三《み》きくくり、合《あ》わせて菊《きく》・栗《くり》・六《む》きくくり。麦《むぎ》・ごみ・むぎ・ごみ・三《み》むぎごみ、合《あ》わせて麦《むぎ》・ごみ・六《む》むぎごみ。
あのなげしの長《なが》なぎなたは、誰《た》が長薙刀《ながなぎなた》ぞ。向《む》こうのごまがらは、荏《え》の胡《ご》麻殻《まがら》か、真《ま》ごまがらか、あれこそ、ほんの真胡麻殻《まごまがら》。

【音読のポイント】

冒頭部分を（母音読み）と（ひらがな読み）を行ってから始めてみましょう。

（母音読み）
あああっああ、あんあっああ。いああおああんおああああん。
（ひらがな読み）
あまがっぱか、ばんがっぱか。きさまのきゃはんもかわぎゃはん。

「外郎売《ういろううり》」④

がらぴい、がらぴい、風車《かざぐるま》。おきゃがれこぼし、おきゃがれ小法師《こぼうし》、ゆんべもこぼして、又《また》こぼした。たあぷぽぽ、たあぷぽぽ、ちりから、ちりから、つったっぽ。たっぽたっぽ一丁《いっちょう》だこ、落《お》ちたら煮《に》て喰《く》お。煮《に》ても焼《や》いても喰《く》われぬ物《もの》は、五徳《ごとく》・鉄《てっ》きゅう、金熊《かなぐま》どうじに、石持《いしもち》・虎熊《とらくま》・虎《とら》きす。中《なか》にも、東寺《とうじ》の羅生門《らしょうもん》には、茨木童子《いばらきどうじ》が、うで栗五合《ぐりごんごう》つかんでおむしゃる。かの頼光《らいこう》のひざ元去《もとさ》らず。

鮒《ふな》・きんかん・椎茸《しいたけ》・定《さだ》めてごたんな、そば切《ぎ》り・そうめん・うどんか愚《ぐ》鈍《どん》な小新発知《こしんぼち》、小棚《こだな》のこ下《した》の小桶《こおけ》に、こ味噌《みそ》がこ有《あ》るぞ、小杓子《こしゃくし》こもって、こすくってこよこせ。おっと合点《がってん》だ、心得《こころえ》たんぽの、川崎《かわさき》・神奈川《かながわ》・程ヶ谷《ほどがや》・戸塚《とつか》は走《はし》って行《ゆ》けば、やいとを摺《す》りむく、三里《さんり》ばかりか、藤沢《ふじさわ》、平塚《ひらつか》、おお

年　月　日

感想

いそがしや、小磯《こいそ》の宿《しゅく》を七《なな》つ起《お》きして、早天《そうてん》そうそう相州小田原《そうしゅうおだわら》とうちん香《こう》。隠《かく》れござらぬ貴賤群衆《きせんぐんじゅ》の、花《はな》のお江戸《えど》の花《はな》うゐらう《いろ》。あれ、あの花《はな》を見《み》てお心《こころ》をおやわらぎやっという。産子《うぶこ》・這《は》う子《こ》に至《いた》るまで、このうゐらう《いろ》の御《ご》評判《ひょうばん》、御存知《ごぞんじ》ないとは申《もう》されまいまいつぶり、角出《つのだ》せ、棒出《ぼうだ》せ、ぼうぼうまゆに、うす・杵《きね》・すりばち・ばちばちぐゎらぐゎらと、羽目《はめ》を外《はず》して今日《こんにち》おいでの何《いず》れも様《さま》に、上《あ》げねばならぬ、売《う》らねばならぬと、息《いき》せい引《ひ》っぱり、東方世界《とうほうせかい》の薬《くすり》の元締《もとじめ》、薬師如来《やくしにょらい》も上覧《しょうらん》あれと、ホホ、敬《うやま》って、うゐらう《いろ》はいらっしゃりませぬか。

【音読のポイント】

冒頭の一行を（母音読み）と（ひらがな読み）を行ってから始めてみましょう。

（母音読み）
ああいい、ああいい、ああううあ。
（ひらがな読み）
がらぴい、がらぴい、かざぐるま。

コラム

イメージを楽しんで音読するコツ

「ことばをイメージして音読すると、心が落ち着く」

次の4つの文章を音読してみてください。


「空が、高い。」

「空が、青い。」

「空が、低い。」

「空が、暗い。」

ことばの変化とともに、心の様子も自然と変化しませんでしたか?
音読は声にことばを乗せるので、
文章を読む速度が黙読より自然と遅くなります。
その速度を生かして、ことばをゆっくりイメージしながら音読してください。
想像力を働かせ、ことばをゆっくり感じることで、心が満たされ落ち着いてきます。
「朝音読」は、「ゆっくり音読」から始めます。
自分のペースを大切にして音読を楽しんでください。

テーマ❷

季節を楽しむ

季節のことばを音読して、心身にメリハリを感じましょう

季節のことばを音読し、四季のめぐりを感じましょう。太陽や月のめぐりに合わせて起きる季節の変化。その変化と生命のリズムは一体のものです。四季それぞれの風物詩を音読で楽しみ、心身に健やかなメリハリを感じましょう。

ステップ1　一語一語をゆっくり音読
ステップ2　四季ごとにやや速く音読してみましょう

「二十四節気《にじゅうしせっき》」

春

（新暦で、およそ二月四日から五月四日ごろ）

立春《りっしゅん》　雨水《うすい》　啓蟄《けいちつ》
春分《しゅんぶん》　清明《せいめい》　穀雨《こくう》

夏

（新暦で、およそ五月五日から八月七日ごろ）

立夏《りっか》　小満《しょうまん》　芒種《ぼうしゅ》
夏至《げし》　小暑《しょうしょ》　大暑《たいしょ》

年　月　日

感想

秋

立秋《りっしゅう》　処暑《しょしょ》　白露《はくろ》

（新暦で、およそ八月八日から十一月六日ごろ）

秋分《しゅうぶん》　寒露《かんろ》　霜降《そうこう》

冬

立冬《りっとう》　小雪《しょうせつ》　大雪《たいせつ》

（新暦で、およそ十一月七日から二月三日ごろ）

冬至《とうじ》　小寒《しょうかん》　大寒《だいかん》

【音読のポイント】

「解説を読みながら、季節の変化を心身で思い起こすように音読してみましょう。」

「立春」初めて春の兆しが現れる頃
「雨水」降る雪が雨にかわる頃
「啓蟄」土の中の虫が動き出す頃
「春分」太陽が真東から上り真西に沈む日
「清明」生命すべてが輝く頃
「穀雨」穀物を潤す雨が降る頃
「立夏」さわやかな五月晴れの頃
「小満」命がしだいに満ちる頃
「芒種」穂の出る植物の種を蒔く頃
「夏至」一年で最も昼が長く夜が短い頃
「小暑」梅雨が明けて本格的な夏へ
「大暑」最も暑い真夏の頃
「立秋」秋の気配がほの見える頃
「処暑」暑さが少しやわらぐ頃
「白露」大気が冷え露が結ぶ頃
「秋分」春分と同じく昼夜の長さが同じ日
「寒露」露が冷たく感じられる頃
「霜降」霜が降りる頃
「立冬」冬の気配が山にも里にも及ぶ頃
「小雪」そろそろ雪が降り始める頃
「大雪」本格的な雪の頃
「冬至」一年で最も昼が短く夜が長い頃
「小寒」寒さ極まるやや手前
「大寒」寒さ厳しく春へ向かう頃

ゆっくり音読　＿＿分＿＿秒

速く音読　＿＿分＿＿秒

ステップ1 ことばのまとまり（一節）ごとにゆっくり音読
ステップ2 全文を通してやや速く音読してみましょう

「春《はる》の小川《おがわ》」

高野辰之《たかのたつゆき》

春《はる》の小川《おがわ》は　さらさら流《なが》る
岸《きし》のすみれや　れんげの花《はな》に
匂《にお》い　めでたく　色美《いろうつく》しく
咲《さ》けよ咲《さ》けよと　ささやく如《ごと》く

春《はる》の小川《おがわ》は　さらさら流《なが》る
蝦《えび》やメダカや　小鮒《こぶな》の群《む》れに

年　　月　　日

感想

今日も一日《いちにち》　日《ひ》なたに出《い》でて
遊《あそ》べ遊《あそ》べと　ささやく如《ごと》く

春《はる》の小川《おがわ》は　さらさら流《なが》る
歌《うた》の上手《じょうず》よ　いとしき子《こ》ども
声《こえ》をそろえて　小川《おがわ》の歌《うた》を
歌《うた》え歌《うた》えと　ささやく如《ごと》く

【作者と作品】

文部省唱歌として１９１２（明治45）年に発表されて以来、現代まで国民学校や小学校で１００年以上歌い継がれ、多くの人に親しまれてきました。高野辰之の作詞、岡野貞一《ていいち》の作曲といわれています。

【音読のポイント】

父のように母のように命を励ます小川の流れ。
水の音、花や生き物の姿、ひなたの暖かさなど、五感をフル活用して音読してみましょう。

ことばのまとまり

「春の小川は」「さらさら流る」など、一節ごとにつかんでください。

ゆっくり音読　　分　　秒

速く音読　　分　　秒

ステップ1　ことばのまとまり（一節）ごとにゆっくり音読
ステップ2　全文を通してやや速く音読してみましょう

「我《われ》は海《うみ》の子《こ》」

我《われ》は海《うみ》の子《こ》　白浪《しらなみ》の
さわぐ　いそべの松原《まつばら》に
煙《けむり》たなびく　苫屋《とまや》こそ
我《わ》が　なつかしき　住家《すみか》なれ

生《うま》れて　潮《しお》に浴《ゆあみ》して
浪《なみ》を子守《こもり》の歌《うた》と聞《き》き
千里《せんりよ》寄せ来る海《うみ》の気《き》を

年　月　日

感想

吸《す》いて童《わらべ》となりにけり
高《たか》く鼻《はな》つく　磯《いそ》の香《か》に
不断《ふだん》の花《はな》の　かおりあり
なぎさの松《まつ》に　吹《ふ》く風《かぜ》を
いみじき楽《がく》と　我《われ》は聞《き》く

【作者と作品】
明治から昭和にかけて文部省が編纂《へんさん》した文部省唱歌の一つで、2007（平成19）年には「日本の歌100選」に選ばれました。一部の鉄道、駅などでは電車接近を知らせるメロディーとしても使用されています。

【音読のポイント】
「白浪」「松原」「煙」「浴」「海の気」「いその香」などのことばを楽しみ、海とともに育つ子供の健やかさを感じながら、音読してみましょう。

ゆっくり音読
　　分　　秒

速く音読
　　分　　秒

ステップ1　ことばのまとまり（一節）ごとにゆっくり音読
ステップ2　全文を通してやや速く音読してみましょう

「故郷《ふるさと》」

高野辰之《たかのたつゆき》

兎《うさぎ》　追《お》いし　かの山《やま》
小鮒《こぶな》　釣《つ》りし　かの川《かわ》
夢《ゆめ》は今《いま》も　めぐりて
忘《わす》れがたき　故郷《ふるさと》

如何《いか》にいます　父母《ちちはは》
恙《つつが》なしや　友《とも》がき
雨《あめ》に　風《かぜ》に　つけても

年　月　日

感想

思《おも》い出《い》ずる　故郷《ふるさと》
志《こころざし》を　はたして
いつの日《ひ》にか　帰《かえ》らん
山《やま》は青《あお》き　故郷《ふるさと》
水《みず》は清《きよ》き　故郷《ふるさと》

【作者と作品】

1914（大正3）年に発表された文部省唱歌。高野辰之作詞、岡野貞一作曲。現代のアーティストたちにもカバーされるなど広く親しまれています。

【音読のポイント】

都会に育った者でも、この詩を音読すると「自分の故郷」を思い出せる気がします。音読後に歌ってみてください。歌の趣《おもむき》が一層感じられることでしょう。

ゆっくり音読　分　秒

速く音読　分　秒

ステップ1 ことばのまとまり（一節）ごとにゆっくり音読

ステップ2 全文を通してやや速く音読してみましょう

「スキー」

時雨音羽《しぐれおとは》

山《やま》はしろがね　朝日《あさひ》を浴《あ》びて
滑《すべ》るスキーの　風《かぜ》きる速《はや》さ
とぶは粉雪《こゆき》か　舞《ま》い立《た》つ霧《きり》か
おおゝ《お》この身《み》も　駆《かけ》るよ駆《かけ》る

真《ま》一文字《いちもんじ》に　身《み》を躍《おど》らせて
さっと飛《と》び越《こ》す　飛鳥《ひちょう》の翼《つばさ》
ぐんと迫《せま》るは　ふもとか谷《たに》か

年　　月　　日

感想

おゝ《お》楽《たの》しや　手練《しゅれん》の飛躍《ひやく》
風《かぜ》をつんざき　左《ひだり》へ右《みぎ》へ
飛《と》べば躍《おど》れば　流《なが》れる斜面《しゃめん》
空《そら》はみどりよ　大地《だいち》は白《しろ》よ
おゝ《お》あの丘《おか》　われらを招《まね》く

【作者と作品】

時雨音羽作詞、平井康三郎《こうざぶろう》作曲による文部省唱歌。2007（平成19）年には「日本の歌100選」に選出されました。康三郎は「とんぼのめがね」の作曲なども手がけています。

【音読のポイント】

「駆る」「躍らせて」「飛べば」「躍れば」など、動きを表すことばが爽快です。次々と見えてくる風景を楽しむように音読してみましょう。

ゆっくり音読　　分　　秒

速く音読　　分　　秒

コラム

リズムを楽しんで音読するコツ

「日本語の調べを感じる」「自分で聞いて意味がよくわかる」
リズムは2つの効果を生み出します。3ステップでリズムを体感してみてください。

〈リズム練習 例題〉

春《はる》の海終日《ひねもす》のたりのたり哉《かな》 与謝蕪村《よさぶそん》

① **一語のリズム** 拍数を数え、ことばをイメージして音読してください。

はるの　うみ　ひねもす　のたり　のたりかな
3拍　2拍　4拍　3拍　5拍

② **ことばのまとまり** 意味の切れ目を探して、まとまりごとに音読してください。

春の海　終日のたりのたり哉
まとまり1　まとまり2

③ **一行の流れ** 意味の流れを感じながら、一行続けて音読してください。

春の海終日のたりのたり哉

リズムに乗り、作品の世界を感じて音読してください。

テーマ ❸

リズムを楽しむ

日本語のリズムを声に出し、心と体に躍動感を感じましょう。
心臓の鼓動、呼吸、歩き方など、
人間はリズムとともに生まれ、リズムとともに生きています。
日本語は一語の中にリズムがあり、
一行の中に美しい旋律が存在します。
心地よいリズムに乗って音読し、
心身の生き生きとしたエネルギーを感じましょう。

リズムよく音読して、心身のエネルギーを感じましょう

ステップ1 五七五のリズムを感じながらゆっくり音読

ステップ2 一句をやや速く音読してみましょう

「与謝蕪村《よさぶそん》 俳句集《はいくしゅう》」

春《はる》の海終日《うみひねもす》のたり〳〵哉《のたりかな》

菜《な》の花《はな》や月《つき》は東《ひがし》に日《ひ》は西《にし》に

地車《じぐるま》のとゞ《ど》ろとひゞ《び》く牡丹《ぼたん》かな

さみだれや大河《たいが》を前《まえ》に家二軒《いえにけん》

門《もん》を出《いず》れば我《われ》も行人《ゆくひと》秋《あき》のくれ

月天心《つきてんしん》貧《まず》しき町《まち》を通《とお》りけり

葱買《ねぶかこう》て枯木《かれき》の中《なか》を帰《かえ》りけり

宿《やど》かせと刀投出《かたななげだ》す雪吹《ふぶき》哉《かな》

年　月　日

感想

「小林一茶《こばやしいっさ》 俳句集《はいくしゅう》」

雪《ゆき》とけて村一《むらいっ》ぱいの子《こ》ども哉《かな》

目出度《めでた》さも中位也《ちゅうくらいなり》おらが春《はる》

雀《すずめ》の子《こ》そこのけ〳〵《そこのけ》御馬《おうま》が通《とお》る

やれ打《うつ》な蠅《はえ》が手《て》をすり足《あし》をする

わんぱくや縛《しば》れながらよぶ蛍《ほたる》

うつくしや障子《しょうじ》の穴《あな》の天《あま》の川《がわ》

我《われ》と来《き》て遊《あそ》ぶや親《おや》のない雀《すずめ》

む《う》まさ《そ》うな雪がふうは《わ》りふは《わ》り哉《かな》

【作者と作品】

与謝蕪村：江戸中期の俳人。俳諧の純粋性を求め「芭蕉にかえれ」と主張。日本文人画の確立者でもあり、丹後の与謝で画業に精進、多くの山水画を残しました。

小林一茶：江戸後期の俳人であり、既成の風流感にとらわれない素材や俗語、方言を使い、「生活派の俳人」と称されました。

【音読のポイント】

作者それぞれが表した四季の句。俳句の五七五の各部は、上五・中七・下五と呼ばれますが、歴史的名句は上五で、作者の描く世界に心が連れていかれる気がします。ステップ2では、舌が慣れてきたところで、一息で何句読めるか挑戦してみましょう。

速く音読 分 秒

ゆっくり音読 分 秒

ステップ1 ことばのまとまり（一節）ごとにゆっくり音読

ステップ2 一首ごとにやや速く音読してみましょう

「独楽吟《どくらくぎん》」

橘《たちばなの》曙《あけ》覧《み》

一　たのしみは　艸《くさ》のいほ《お》りの　莚敷《むしろし》き　ひとりこころを　静《しず》めを《お》るとき

二　たのしみは　すびつのもとに　うち倒《たお》れ　ゆすり起《お》こすも　知《し》らで寝《ね》し時《とき》

三　たのしみは　珍《めずら》しき書《ふみ》　人《ひと》にかり　始《はじ》め一《ひと》ひら　ひろげたる時《とき》

四　たのしみは　紙《かみ》をひろげて　とる筆《ふで》の　思《おも》ひ《い》の外《ほか》に　能《よ》くかけし時《とき》

五　たのしみは　百日《ももか》ひねれど　成《な》らぬ歌《うた》の　ふとおもしろく　出《い》できぬる時《とき》

年　　月　　日

感想

六　たのしみは　妻子《めこ》むつまじく　うちつどひ《い》　頭《かしら》ならべて　物《もの》をくふ《う》時《とき》

七　たのしみは　物《もの》をかかせて　善《よ》き価《あたい》　惜《お》しみげもなく　人《ひと》のくれし時《とき》

八　たのしみは　空暖《そらあたた》かに　うち晴《は》れし　春秋《はるあき》の日《ひ》に　出《い》でありく時《とき》

九　たのしみは　朝《あさ》おきいでて　昨日《きのう》まで　無《な》かりし花《はな》の　咲《さ》ける見《み》る時《とき》

十　たのしみは　心《こころ》にうかぶ　はかなごと　思《おも》ひ《い》つづけて　煙艸《たばこ》すふ《う》とき

【作者と作品】

正岡子規《まさおかしき》が「趣味を自然に求め、手段を写実に取りし歌、前に万葉あり、後に曙覧あるのみ」と絶賛した江戸後期の歌人。「独楽吟」には「たのしみは」から始まる52の和歌が収録されています。

【音読のポイント】

自分の心に、一番ぴったりくる一首を探すような気持ちで音読してみてください。すべての歌に自分の心や姿が映し出されるようで、選びきれない楽しさを感じることでしょう。ステップ2では、舌が慣れてきたところで、一息で何首読めるか挑戦してみましょう。

速く音読　　分　　秒

ゆっくり音読　　分　　秒

ステップ1 ことばのまとまり（一節）ごとにゆっくり音読
ステップ2 全文を通してやや速く音読してみましょう

「われは草《くさ》なり」

高見《たかみ》 順《じゅん》

われは草《くさ》なり
伸《の》びんとす
伸《の》びられるとき
伸《の》びんとす
伸《の》びられぬ日は
伸《の》びぬなり
伸《の》びられる日は
伸《の》びるなり

われは草《くさ》なり
緑《みどり》なり
全身《ぜんしん》すべて
緑《みどり》なり
毎年《まいとし》かはらず《わ》
緑《みどり》なり
緑《みどり》の己《おの》れに
あきぬなり

年　月　日

感想

われは草《くさ》なり
緑《みどり》なり
緑《みどり》の深《ふか》きを
願《ねが》ふなり

ああ　生《い》きる日《ひ》の
美《うつく》しき
ああ　生《い》きる日《ひ》の
楽《たの》しさよ
われは草《くさ》なり
生《い》きんとす
草《くさ》のいのちを
生《い》きんとす

【作者と作品】

昭和に活躍した小説家・詩人。二・二六事件に至る昭和期を描いた代表作『いやな感じ』のほか、評論家としても活躍しました。「われは草なり」は小学校の国語教科書にも掲載されています。


【ポイント】

「ああ　生きる日の　美しき　ああ　生きる日の　楽しさよ」。この2行を自分自身に確かめるような気持ちで音読してみてください。心の動きに変化が生まれ、音読の楽しさが感じられます。

ステップ2では、4つの文章のまとまりを、それぞれ一息で読めるように挑戦してみるのもよいでしょう。

ゆっくり音読

分　秒

速く音読

分　秒

ステップ1 「、」「。」ごとにゆっくり音読
ステップ2 全文を通してやや速く音読してみましょう

「谺《こだま》」

西條八十《さいじょうやそ》

心《こころ》が寂《さび》しくなつ《っ》たとき、
心《こころ》が小《ちい》さくなつ《っ》たとき、
僕《ぼく》は山《やま》へ登《のぼ》るんだ。

長《なが》い草《くさ》を踏《ふ》みしだき、
くらい並木《なみき》を駈《か》けぬけて、
僕《ぼく》は山《やま》へ登《のぼ》るんだ。

山《やま》のてっぺん、青空《あおぞら》だ、
ひろい、深《ふか》い、青空《あおぞら》だ、

年　月　日

感想

遠《とお》くの町《まち》は豆粒《まめつぶ》だ。
僕《ぼく》は大《おお》きく、怒鳴《どな》るんだ。
「見《み》てゐろ、いまに豪《えら》くなる。」
すると、谺《こだま》が返《かえ》すんだ、
「見《み》てゐろ、いまに豪《えら》くなる。」
僕《ぼく》の心《こころ》は軽《かる》くなる、
たとへ、皆《みんな》は知《し》らずとも、
山《やま》の谺《こだま》は知《し》つてゐる、
僕《ぼく》の望《のぞみ》を知《し》つてゐる。

【作者と作品】

戦前から高度成長期まで約50年にわたり、童謡から流行歌まで幅広く手がけた詩人・作曲家。「詩に貴賤《きせん》はない」との信念を持ち、「かなりや」「青い山脈」等、人々の心を癒やす詩を書き続けました。

【音読のポイント】

「見てゐろ、いまに豪くなる。」このセリフを、自分の声と谺の声で、気持ちを変えて音読してみましょう。気持ちの広がりが感じられます。ステップ2では、5つの文章のまとまりを、それぞれ一息で読めるように挑戦してみるのもよいでしょう。

速く音読

分　　秒

ゆっくり音読

分　　秒

ステップ1 「、」「。」ごとにゆっくり音読
ステップ2 全文を通してやや速く音読してみましょう

「竹《たけ》」

萩原朔太郎《はぎわらさくたろう》

光《ひか》る地面《じめん》に竹《たけ》が生《は》え、
青竹《あおたけ》が生《は》え、
地下《ちか》には竹《たけ》の根《ね》が生《は》え、
根《ね》がしだいにほそらみ、
根《ね》の先《さき》より繊毛《せんもう》が生《は》え、
かすかにけぶる繊毛《せんもう》が生《は》え、
かすかにふるえ。

年　月　日

感想

かたき地面《じめん》に竹《たけ》が生《は》え、
地上《ちじょう》にするどく竹《たけ》が生《は》え、
まつしぐらに竹《たけ》が生《は》え、
凍《こお》れる節節《ふしぶし》りんりんと、
青空《あおぞら》のもとに竹《たけ》が生《は》え、
竹《たけ》、竹《たけ》、竹《たけ》が生《は》え。

【作者と作品】

大正期に近代詩の新しい地平をひらいた「日本近代詩の父」と称される詩人。「竹」は1917（大正6）年に出版された第一詩集『月に吠える』に収録された作品です。

【音読のポイント】

ことばの導きを楽しみながら、前半と後半の気持ちの変化を感じて音読してみましょう。ステップ2では、前半後半を、それぞれ一息で読めるように挑戦してみるのもよいでしょう。

ゆっくり音読 分 秒

速く音読 分 秒

コラム

長い文章を楽しんで音読するコツ

「分かるを繋《つな》げて、できるを楽しむ」

長い文章も読点《とうてん》「、」句点「。」のまとまりごとに、
自分の耳にことばを届けるような気持ちで音読すると、グッと上手な音読ができます。

音読は意味が分からないまま続けると、心にモヤモヤした感覚が残ります。
最初は意味を確認しながら「分かる」を繋げて、
ことばが途中で途切れない「できる」音読を楽しんでください。

文章が長くて意味がつかみにくい時は、
自分の好きなところに「、」を足して音読してみてください。

標準語のアクセントは気にせず普段と同じアクセントで音読すると、
自分の心に温かさを感じる音読になります。

テーマ ❹

朝を楽しむ

朝に出合うことばは、一日の発想を変えます。
心に新鮮な空気が吹き込まれ、
一日を自分らしく生きる力と行動する意欲が湧いてきます。
朝が来た喜びを一杯に感じて、自由に音読してください。

朝に響くことばを音読して
新鮮な心で一日を始めましょう

ステップ1 一行ごとにをゆっくり音読
ステップ2 全文を通してやや速く音読してみましょう

「朝《あさ》を愛《あい》す」

室生犀星《むろうさいせい》

僕《ぼく》は朝《あさ》を愛《あい》す
日《ひ》のひかり満《み》ち亙《わた》る朝《あさ》を愛《あい》す
朝《あさ》は気持《きもち》が張《は》り詰《つ》め
感《かん》じが鋭《する》どく
何物《なにもの》かを嗅《か》ぎ出《だ》す新《あたら》しさに饑《う》ゑてゐ《い》る。
朝《あさ》ほど濁《にご》らない自分《じぶん》を見《み》ることがない、
朝《あさ》は生《うま》れ立《た》ての自分《じぶん》を遠《とお》くに感《かん》じさせる。

朝《あさ》は素直《すなお》に物《もの》が感《かん》じられ
頭《あたま》はハツ《ッ》キリと無限《むげん》に広《ひろ》がつ《っ》てゐ《い》る。

年　　月　　日

感想

木立《こだち》を透《す》く冬《ふゆ》の透明《とうめい》さに似《に》てゐ《い》る。
昂奮《こうふん》さへ《え》も静《しず》かさを持《も》つ《っ》て迫《せま》つ《っ》て来《く》るのだ。
朝《あさ》の間《ま》によい仕事《しごと》をたぐりよせ、
その仕事《しごと》の精髄《せいずい》を摑《つか》み出《だ》す快適《かいてき》さを感《かん》じる。

自分《じぶん》は朝《あさ》の机《つくえ》の前《まえ》に坐《すわ》り、
暫《しば》らく静《しず》かさを身《み》に感《かん》じるため
動《うご》かずじつ《っ》としてゐ《い》る。
じつ《っ》としてゐ《い》る間《ま》に朝《あさ》のよい要素《ようそ》が自分《じぶん》を囲《かこ》ひ《い》、
自然《しぜん》のよい作用《さよう》が精神発露《せいしんはつろ》となる迄《まで》、
自分《じぶん》は動《うご》かず多《おお》くの玲瓏《れいろう》たるものに烈《はげ》しく打《う》たれてゐ《い》る。

【作者と作品】
大正から昭和期に活躍した詩人・小説家。師である北原白秋の引き立てにより詩壇に上り、生涯の友・萩原朔太郎とともに詩誌『感情』を創刊。純粋で素朴な叙情詩を多く残しました。

【音読のポイント】
ラストに出てくる「玲瓏」とは、玉が触れ合う時のような、澄んだ美しい音や声を出す様子を表すことば。玲瓏とした声をイメージして音読してみてください。

ゆっくり音読　　分　　秒

速く音読　　分　　秒

ステップ1 ことばのまとまり（一節）ごとにゆっくり音読

ステップ2 全文を通してやや速く音読してみましょう

「なぜ」

川崎《かわさき》　洋《ひろし》

なぜ　風《かぜ》は
新《あたら》しい割《わり》ばしのように　かおるのだろう
なぜ　鳥《とり》は
空《そら》を滑《すべ》れるのだろう
なぜ　夏蜜柑《なつみかん》は酸《す》っぱいのだろう
なぜ　海《うみ》は
色《いろ》を変《か》えるのだろう
なぜ　たった一人《ひとり》の人《ひと》を愛《あい》するようになるのだろう
なぜ　涙《なみだ》は嬉《うれ》しいときにも出《で》るのだろう
なぜ　フリュートはあんなに遠《とお》くまでひびくのだろう
なぜ　人《ひと》はけわしい顔《かお》をするのだろう

年　　月　　日

感想

なぜギターの弦《げん》は5本《ごほん》でなく7本《ななほん》でなく6本《ろっぽん》なのだろう
なぜ
なぜ
なぜ
そして 人《ひと》は なぜ
いつの頃《ころ》からか
なぜ
を言《い》わなくなるのだろう

【作者と作品】
1930(昭和5)年東京生まれの詩人・放送作家。茨木のり子と詩誌『櫂《かい》』を創刊。第二次戦後派詩人たちの拠点となり、活発な詩作を展開しました。

【音読のポイント】
一節の長さや改行のタイミングを、丁寧にたどりながら音読してください。文章のリズムと心の動きの繋がりが感じられることでしょう。

速く音読
分　秒

ゆっくり音読
分　秒

ステップ1 「、」「。」ごとにゆっくり音読
ステップ2 全文を通してやや速く音読してみましょう

「世界《せかい》は一冊《いっさつ》の本《ほん》」

長田《おさだ》 弘《ひろし》

本《ほん》を読《よ》もう。
もっと本《ほん》を読《よ》もう。
もっともっと本《ほん》を読《よ》もう。

書《か》かれた文字《もじ》だけが本《ほん》ではない。
日《ひ》の光《ひか》り、星《ほし》の瞬《またた》き、鳥《とり》の声《こえ》、
川《かわ》の音《おと》だって、本《ほん》なのだ。

ブナの林《はやし》の静《しず》けさも、
ハナミズキの白《しろ》い花々《はなばな》も、
おおきな孤独《こどく》なケヤキの木《き》も、本《ほん》だ。

本《ほん》でないものはない。
世界《せかい》というのは開《ひら》かれた本《ほん》で、
その本《ほん》は見《み》えない言葉《ことば》で書《か》かれている。

ウルムチ、メッシナ、トンブクトゥ、
地図《ちず》のうえの一点《いってん》でしかない
遥《はる》かな国々《くにぐに》の遥《はる》かな街々《まちまち》も、本《ほん》だ。

そこに住《す》む人《ひと》びとの本《ほん》が、街《まち》だ。
自由《じゆう》な雑踏《ざっとう》が、本《ほん》だ。
夜《よる》の窓《まど》の明《あ》かりの一《ひと》つ一《ひと》つが、本《ほん》だ。

シカゴの先物市場《さきものしじょう》の数字《すうじ》も、本《ほん》だ。
ネフド砂漠《さばく》の砂《すな》あらしも、本《ほん》だ。
マヤの雨《あめ》の神《かみ》の閉《と》じた二《ふた》つの眼《め》も、本《ほん》だ。

人生《じんせい》という本《ほん》を、人《ひと》は胸《むね》に抱《いだ》いている。
一個《いっこ》の人間《にんげん》は一冊《いっさつ》の本《ほん》なのだ。
記憶《きおく》をなくした老人《ろうじん》の表情《ひょうじょう》も、本《ほん》だ。

年　月　日

感想

草原《そうげん》、雲《くも》、そして風《かぜ》。

黙《だま》って死《し》んでゆくガゼルもヌーも、本《ほん》だ。

権威《けんい》をもたない尊厳《そんげん》が、すべてだ。

200億光年《にひゃくおくこうねん》のなかの小《ち》さな星《ほし》。
どんなことでもない。生《い》きるとは、
考《かんが》えることができるということだ。

本《ほん》を読《よ》もう。

もっと本《ほん》を読《よ》もう。

もっともっと本《ほん》を読《よ》もう。


【作者と作品】

1965(昭和40)年に刊行した第一詩集『われら新鮮な旅人』で詩壇での地位を確立した詩人。「世界は一冊の本」は、テレビドラマ『3年B組金八先生』の授業で朗読され、よく知られるようになりました。


【音読のポイント】

3行ずつの文章のまとまりごとに、内容をつかんで音読してみましょう。最初とラストの3行は同じ内容ですが、自然と違った気持ちで音読できることでしょう。

速く音読
分　秒

ゆっくり音読
分　秒

ステップ1 一行ごとにゆっくり音読
ステップ2 全文を通してやや速く音読してみましょう

「自分《じぶん》はいまこそ言《い》は《お》う」

山村暮鳥《やまむらぼちょう》

なんであんなにいそぐのだら《ろ》う
どこまでゆか《こ》うとするのだら《ろ》う
どこで此《こ》の道《みち》がつきるのだら《ろ》う
此《こ》の生《せい》の一本《いっぽん》みちがどこかでつきたら
人間《にんげん》はそこでどうなるだら《ろ》う
おお此《こ》の道《みち》はどこまでも人間《にんげん》とともにつきないのではないか
谿間《たにま》をながれる泉《いずみ》のや《よ》うに

年　月　日

感想

自分《じぶん》はいまこそ言《お》はう
人生《じんせい》はのろさにあれ
のろのろと蝸牛《でむし》のやう《よ》であれ
そしてやすまず
一生《いっしょう》に二度《にど》と通《とお》らぬみちなのだからつつしんで
自分《じぶん》は行《い》かう《こ》と思《おも》ふ《う》と

【作者と作品】
明治・大正期に視覚に訴える斬新《ざんしん》な手法で、日本近代詩に変革をもたらした詩人。「自分はいまこそ言はう」は代表作『風は草木にささやいた』に収録されています。

【音読のポイント】
「人生はのろさにあれ」。はっとさせられることばです。
音読すると、何かことばに試されているような気持ちになるかもしれません。

ゆっくり音読
分　秒

速く音読
分　秒

ステップ1 一行ごとにゆっくり音読
ステップ2 全文を通してやや速く音読してみましょう

「少年《しょうねん》に與《あた》ふ」

高村光太郎《たかむらこうたろう》

この小父《おじ》さんはぶきようで
少年《しょうねん》の聲《こわ》いろがまづいから、
うまい文句《もんく》やかはゆい唄《うた》で
みんなをうれしがらせるわけにゆかない。
そこでお説教《せっきょう》を一《ひと》つやると為《し》よう。
みんな集つ《あつまっ》てほん氣《き》できけよ。
まづ第一《だいいち》に毎朝起《まいあさお》きたら
あの高《たか》い天《てん》を見《み》たまへ《え》。
お天氣《てんき》なら太陽《たいよう》、雨《あめ》なら雲《くも》のゐ《い》る処《ところ》だ。
あそこがみんなの命《いのち》のもとだ。
いつでもみんなを見《み》てゐ《い》てくれるお先祖《せんぞ》さまだ。

年　　月　　日

感想

あの天《てん》のや《よ》うに行動《こうどう》する、
これがそもそも第一課《だいいっか》だ。
えらい人《ひと》や名高《なだか》い人《ひと》になら《ろ》うとは決《けっ》してするな。
持《も》つ《っ》て生《う》まれたものを深《ふか》くさぐつ《っ》て強《つよ》く引《ひ》き出《だ》す人《ひと》になるんだ。
天《てん》からうけたものを天《てん》にむくいる人《ひと》になるんだ。
それが自然《しぜん》と此《こ》の世《よ》の役《やく》に立《た》つ。
窓《まど》の前《まえ》のバラの新芽《しんめ》を吹《ふ》いてる風《かぜ》が、
ほら、小父《おじ》さんの言《い》ふ《う》通《とお》りだといつ《っ》てゐ《い》る。

【作者と作品】

この詩は高村光太郎が53歳の時に刊行した『をぢさんの詩』に収録されました。詩集のまえがきには「この詩集は年わかき人々への小父さんからのおくりものである」と綴《つづ》られています。

【音読のポイント】

少年へ、高い天へ、バラの新芽へ。小父さんの視線の変化に添って音読してみましょう。小父さんの美しい願いが、より生き生きと感じられることでしょう。

ゆっくり音読

分　秒

速く音読

分　秒

ステップ1　一行ごとにゆっくり音読
ステップ2　全文を通してやや速く音読してみましょう

「一個《いっこ》の人間《にんげん》」

武者小路実篤《むしゃのこうじさねあつ》

自分《じぶん》は一個《いっこ》の人間《にんげん》でありたい。
誰《だれ》にも利用《りよう》されない
誰《だれ》にも頭《あたま》をさげない
一個《いっこ》の人間《にんげん》でありたい。
他人《たにん》を利用《りよう》したり
他人《たにん》をいびつにしたりしない
そのかわり自分《じぶん》もいびつにされない
一個《いっこ》の人間《にんげん》でありたい。

自分《じぶん》の最《もっと》も深《ふか》い泉《いずみ》から
最《もっと》も新鮮《しんせん》な

年　月　日

感想

生命《せいめい》の泉《いずみ》をくみとる
一個《いっこ》の人間《にんげん》でありたい。

誰《だれ》もが見《み》て
これでこそ人間《にんげん》だと思《おも》う
一個《いっこ》の人間《にんげん》でありたい。
一個《いっこ》の人間《にんげん》は
一個《いっこ》の人間《にんげん》でいゝ《い》のではないか
一個《いっこ》の人間《にんげん》

○

独立人同志《どくりつじんどうし》が
愛《あい》しあい、尊敬《そんけい》しあい、力《ちから》をあわせる。
それは実《じつ》に美《うつく》しいことだ。
だが他人《たにん》を利用《りよう》して得《とく》をしようとするものは、いかに醜《みにく》いか。
その醜《みにく》さを本当《ほんとう》に知《し》るものが一個《いっこ》の人間《にんげん》。

【作者と作品】

1885（明治18）年東京都生まれ。志賀直哉らとともに雑誌『白《しら》樺《かば》』を創刊。芥川龍之介が「文壇の天窓を開け放って爽やかな空気を入れた」とも評した人。

【音読のポイント】

なぜ「一人の人間」ではなく「一個の人間」なのか。疑問が生まれたら少し立ち止まって、自由に考えてみてください。作品がより身近なものになるでしょう。

速く音読　　分　　秒

ゆっくり音読　　分　　秒

ステップ1 「、」「。」ごとにゆっくり音読
ステップ2 全文を通してやや速く音読してみましょう

「語《かた》りかける花《はな》」

志村《しむら》ふくみ

（野草の音色）

雪《ゆき》のあとに訪《おとず》れた今年《ことし》の春《はる》は、緑《みどり》が目《め》にしみるようだ。よく野《の》に出《で》て、いろいろな野草《やそう》を染《そ》めた。多分北《たぶんきた》ぐにの人《ひと》がそうであるように、野《の》がよみがえるよろこびを、いつもの年《とし》よりつよく感《かん》じたのだろう。

よもぎ、れんげ、げんのしょうこ、いたどり、からすのえんどうまで染《そ》めてみた。れんげ、いたどり、からすのえんどうは今年《ことし》はじめてのこころみだった。今《いま》まで畑《はたけ》にはびこりすぎて、邪魔《じゃま》ものあつかいだったからすのえんどうも、急《きゅう》にみる目《め》がちがってきた。すこし黄《き》みがかったうすみどりは捨《す》てがたい趣《おもむき》がある。そんな風《ふう》だから、野《の》を歩《ある》いていても、目《め》はいそがしい。

年　月　日

感想

遠来《えんらい》の客《きゃく》あり、早朝《そうちょう》に大覚寺《だいかくじ》の方《ほう》まで散歩《さんぽ》にでて、少《すこ》しは気取《きど》ったはなしになっても、目《め》と体《からだ》は全然《ぜんぜん》ついて行《い》かない。思《おも》わず草《くさ》むらに入《はい》って、草《くさ》をひっこぬいたりしている。今《いま》や習性《しゅうせい》となったこの動作《どうさ》に、客人《きゃくじん》までつりこまれて、家路《いえじ》につくころには、ビニール袋一杯《ぶくろいっぱい》れんげを摘《つ》んで下《くだ》さっている。

【作者と作品】

1924（昭和13）年滋賀県生まれ。90歳を超え、現役を貫く染織家・人間国宝です。草木染めの糸を使用した紬織の作品で多くの人を魅了するとともに、随筆の名手としても知られます。

【音読のポイント】

糸の色、土の色、植物の色などゆっくり想像しながら音読してみてください。野草の音色に耳を澄ませる心のゆとりを感じることでしょう。

ゆっくり音読

分　秒

速く音読

分　秒

ステップ1　「、」「。」ごとにゆっくり音読
ステップ2　全文を通してやや速く音読してみましょう

「語《かた》りかける花《はな》」②

志村《しむら》ふくみ

（野草の音色）

それらの野草《やそう》で染《そ》めた糸《いと》の群《むれ》をみていると、野原《のはら》そのものの色合《いろあい》になっている。うす紫《むらさき》に、茶《ちゃ》と鼠《ねずみ》をふりまぜた♭（フラット）の諧調《かいちょう》は、げんのしょうこ。うすみどりに、あわい黄《き》いろはれんげ草《そう》。すこし青《あお》みの洒落《しゃれ》た鼠《ねずみ》はよもぎ。この洒落《しゃれ》ものを一《ひと》すじ縞《しま》に入《い》れたいと、畑《はたけ》にとんでいって、パッパッとよもぎを摘《つ》み、煮出《にだ》して染《そ》める。そんなはなれ業《わざ》をやってしまうのも、この季節《きせつ》にかぎっていて、季節《きせつ》というもののありがたさである。

凍《い》てついた大地《だいち》がゆるんで、草木《くさき》の発芽《はつが》をいただきはじめた土《つち》の色《いろ》。はじめて陽《ひ》の光《ひかり》をうけて戸惑《とまど》う双葉《ふたば》のいろ。もしその音《おと》も同時《どうじ》にきくことができるならば、音《おと》と色《いろ》そのものが糸《いと》にのりうつっている生《う》まれでたばかりの野草《やそう》の音色《ねいろ》である。そら豆《まめ》が夜《よる》のうちに、ぷくっと莢《さや》の中《なか》でふとる。草《くさ》む

年　月　日

感想

らでほたるぶくろが白《しろ》い提灯《ちょうちん》をさげる。季節《きせつ》は夜《よる》のうちに大働《おおはたら》きしている。そんなうちで人間《にんげん》もどこかで細胞《さいぼう》がよみがえり、この年《とし》の春《はる》は、春《はる》の新《あたら》しい発見《はっけん》がある。

野《の》にれんげや、げんのしょうこが育《そだ》つとき、われわれの体《からだ》の状態《じょうたい》も感覚《かんかく》も、夜《よる》のうちに少《すこ》しずつ、春《はる》から初夏《しょか》へ移動《いどう》しはじめて、野《の》の状態《じょうたい》にもおくれをとらず、うまくついて行《い》けるのだろう。ちょっと笑《わら》われるようなことを云《い》ってしまえば、われわれの体《からだ》もまちがいなく老《お》いて行《い》くけれど、どこか一部《いちぶ》が、よもぎ色《いろ》に、れんげ色《いろ》になっていて、人《ひと》の心《こころ》もその色《いろ》に染《そ》まっているような気《き》がする。それだから今年《ことし》も、こんなやさしい春《はる》の色をいただけたのだろうか。そんなひとりよがりをつぶやいている。今朝《けさ》、大覚寺《だいかくじ》の大沢《おおさわ》の池《いけ》の水蓮《すいれん》は、あわい、あるかなしかの紅《べに》いろで、池《いけ》の面《も》に灯《ひ》がともっているようだった。

ゆっくり音読　分　秒

速く音読　分　秒

ステップ1 「、」「。」ごとにゆっくり音読
ステップ2 全文を通してやや速く音読してみましょう

「奇跡《きせき》の人《ひと》 ヘレン・ケラー自伝《じでん》」①

ヘレン・ケラー
訳《やく》・小倉慶郎《おぐらよしろう》

サリバン先生《せんせい》と私《わたし》は、戸外《こがい》で本《ほん》を読《よ》み勉強《べんきょう》した。家《いえ》の中《なか》よりも、日《ひ》の当《あ》たる林《はやし》が好《す》きだった。この頃《ころ》の授業《じゅぎょう》には、いつも、木々《きぎ》の息《いき》づかいがあった――マツ葉《ば》の清々《すがすが》しい香《かお》りに、野《の》ブドウの匂《にお》いが混《ま》じりあう。そして野生《やせい》のユリノキの心地《ここち》よい木陰《こかげ》に座《すわ》りながら、「すべてのものには、学《まな》ぶべきことがある」と考《かんが》えるようになった。愛《あい》らしい生《い》き物《もの》たちが、その存在《そんざい》の大切《たいせつ》さを教《おし》えてくれたのだ。

　実際《じっさい》、虫《むし》、小鳥《ことり》、花々《はなばな》などが私《わたし》の教育《きょういく》に一役買《ひとやくか》った。――騒《さわ》がしく鳴《な》くカエルたち。手《て》の中《なか》につかまえたキリギリスやコ

年　月　日

感想

オロギは、やがてどこにいるかも忘《わす》れ、か細《ぼそ》く澄《す》んだ音《おと》を奏《かな》でる。柔《やわ》らかい羽毛《うもう》で覆《おお》われた小さなヒヨコ、野《の》の花々《はなばな》、ハナミズキの花《はな》、スミレ、つぼみをつけた果樹《かじゅ》。はじけそうなワタの実《み》にさわり、中《なか》の柔《やわ》らかい綿《わた》とタネに触《ふ》れてみる。トウモロコシ畑《ばたけ》をわたる風《かぜ》のざわめき。背《せ》の高《たか》い葉《は》が立《た》てる、サラサラという衣擦《きぬず》れのような音《おと》。牧場《まきば》で子馬《こうま》をつかまえ、その口《くち》にはみをかませた時《とき》の荒々《あらあら》しい鼻息《はないき》を感《かん》じる。ああ、その息《いき》づかいの香《こう》ばしいクローバーの匂《にお》いを、私《わたし》ははっきりと覚《おぼ》えている！

【作者と作品】

1歳7か月で高熱により聴力と視力を失うも、アン・サリバン先生との出会いにより目、耳、声の三重の障碍《しょうがい》をもちながら大学教育を修了。その後、障碍者教育、福祉の発展に尽くした偉人です。

【音読のポイント】

植物や生き物の名前、作者の生き生きとした反応を表すことばを楽しんで音読してみてください。視覚と聴覚が失われた中で作者が掬《すく》い取った、生命感あふれる世界。その輝きに、驚きが生まれることでしょう。

速く音読　　分　　秒

ゆっくり音読　　分　　秒

ステップ1　「、」「。」ごとにゆっくり音読
ステップ2　全文を通してやや速く音読してみましょう

「奇跡《きせき》の人《ひと》　ヘレン・ケラー自伝《じでん》」②

ヘレン・ケラー
訳《やく》・小倉慶郎《おぐらよしろう》

　夜明《よあ》けとともに起《お》きて、こっそり庭《にわ》に出《で》かけることもある。草花《くさばな》はしっとりと露《つゆ》に濡《ぬ》れている。バラの花《はな》を手《て》でつつむと、柔《やわ》らかな弾力《だんりょく》のある感触《かんしょく》がする。朝《あさ》のそよ風《かぜ》に揺《ゆ》れる、ユリの美《うつく》しい動《うご》き——この喜《よろこ》びを知《し》る人《ひと》はまずいない。花《はな》を摘《つ》んでいると、花《はな》の中《なか》にいる虫《むし》を捕《つか》まえてしまうことがある。花《はな》ごとつかまれたことに気《き》づくと、虫《むし》は慌《あわ》てて二枚《にまい》の羽《はね》を動《うご》かす。その時《とき》のかすかな振動《しんどう》を私《わたし》は手《て》に感《かん》じる。

　もうひとつ、大好《だいす》きだった場所《ばしょ》は果樹園《かじゅえん》である。ここでは、七月初《しちがつはじ》めに果物《くだもの》が熟《じゅく》す。綿毛《わたげ》でおおわれた丸々《まるまる》とした桃《もも》が実《みの》

年　月　日

感想

り、私《わたし》の手《て》にも届《とど》くようになる。そしてリンゴの木《き》に心地《ここち》よいそよ風《かぜ》が吹《ふ》くと、その実《み》が私《わたし》の足元《あしもと》へ落《お》ちてくる。エプロンの中《なか》にリンゴを集《あつ》めながら、そのすべすべした皮《かわ》に頬《ほお》を押《お》しあてる。いままで日差《ひざ》しに当《あ》たっていたリンゴは、まだ温《あたた》かい。それからリンゴを持《も》ってスキップして家《いえ》へ帰《かえ》る——この時《とき》のうれしさと言《い》ったらなかった。

ゆっくり音読

分　秒

速く音読

分　秒

ステップ1 「、」「。」ごとにゆっくり音読
ステップ2 全文を通してやや遅く音読してみましょう

「満願《まんがん》」①

太宰《だざい》 治《おさむ》

これは、いまから、四年《よねん》まえの話《はなし》である。私《わたし》が伊豆《いず》の三島《みしま》の知《し》り合《あ》いのうちの二階《にかい》で一夏《ひとなつ》を暮《くら》し、ロマネスクという小説《しょうせつ》を書《か》いていたころの話《はなし》である。或《あ》る夜《よる》、酔《よ》いながら自転車《じてんしゃ》に乗《の》りまちを走《はし》って、怪我《けが》をした。右足《みぎあし》のくるぶしの上《うえ》のほうを裂《さ》いた。疵《きず》は深《ふか》いものではなかったが、それでも酒《さけ》をのんでいたために、出血《しゅっけつ》がたいへんで、あわててお医者《いしゃ》に駈《か》けつけた。まち医者《いしゃ》は三十二歳《さんじゅうにさい》の、大《おお》きくふとり、西郷隆盛《さいごうたかもり》に似ていた。たいへん酔《よ》っていた。私《わたし》と同《おな》じくらいにふらふら酔《よ》って診察室《しんさつしつ》に現《あら》われたので、私《わたし》は、おかしかった。治療《ちりょう》を受《う》けながら、私《わたし》がくすくす笑《わら》ってしまった。するとお医者《いしゃ》もくすくす笑《わら》い出《だ》し、とうとうたまりかねて、ふたり声《こえ》を合《あわ》せて大《おお》笑《わら》いした。

年　月　日

感想

その夜《よる》から私《わたし》たちは仲良《なかよ》くなった。お医者《いしゃ》は、文学《ぶんがく》よりも哲学《てつがく》を好《この》んだ。私《わたし》もそのほうを語《かた》るのが、気《き》が楽《らく》で、話《はなし》がはずんだ。お医者《いしゃ》の世界観《せかいかん》は、原始二元論《げんしにげんろん》ともいうべきもので、世《よ》の中《なか》の有様《ありさま》をすべて善玉悪玉《ぜんだまあくだま》の合戦《がっせん》と見《み》て、なかなか歯切《はぎ》れがよかった。私《わたし》は愛《あい》という単一神《たんいつしん》を信《しん》じたく内心《ないしん》つとめていたのであるが、それでもお医者《いしゃ》の善玉悪玉《ぜんだまあくだま》の説《せつ》を聞《き》くと、うっとうしい胸《むね》のうちが、一味爽涼《いちみそうりょう》を覚《おぼ》えるのだ。

【作者と作品】

裕福な家庭に生まれ、恵まれた幼少期を過ごすもその優越感と罪悪感に苦悩する。わずか15年の作家生活で残した名作の数々今もなお、ファンを魅了し続けています。

【音読のポイント】

登場人物の容姿や表情、朝の風景などを想像しながら音読してみてください。かつて肺の病には、有効な治療薬はありませんでした。「旅の私」の心に刻まれた女性の姿が印象的です。

速く音読 　分　秒

ゆっくり音読 　分　秒

ステップ1 「、」「。」ごとにゆっくり音読

ステップ2 全文を通してやや遅く音読してみましょう

「満願《まんがん》」②

太宰《だざい》治《おさむ》

たとえば、宵《よい》の私《わたし》の訪問《ほうもん》をもてなすのに、ただちに奥《おく》さんにビールを命《めい》ずるお医者自身《いしゃじしん》は善玉《ぜんだま》であり、今宵《こよい》はビールでなくブリッジ（トランプ遊《ゆう》戯《ぎ》の一種《いっしゅ》）いたしましょう、と笑《わら》いながら提議《ていぎ》する奥《おく》さんこそは悪玉《あくだま》である、というお医者《いしゃ》の例証《れいしょう》には、私《わたし》も素直《すなお》に賛成《さんせい》した。奥《おく》さんは、小《こ》がらの、おたふくがおであったが、色《いろ》が白《しろ》く上品《じょうひん》であった。子供《こども》はなかったが、奥《おく》さんの弟《おとうと》で沼津《ぬまづ》の商業学校《しょうぎょうがっこう》にかよっているおとなしい少年《しょうねん》がひとり、二階《にかい》にいた。

お医者《いしゃ》の家《いえ》では、五種類《ごしゅるい》の新聞《しんぶん》をとっていたので、私《わたし》はそれを読《よ》ませてもらいにほとんど毎朝《まいあさ》、散歩《さんぽ》の途中《とちゅう》に立《た》ち寄《よ》って、三十分《さんじっぷん》か一時間《いちじかん》お邪魔《じゃま》した。裏口《うらぐち》からまわって、座敷《ざしき》の縁側《えんがわ》に腰《こし》をかけ、奥《おく》さんの持《も》って来《く》る冷《つめた》

年　月　日

感想

い麦茶《むぎちゃ》を飲《の》みながら、風《かぜ》に吹《ふ》かれてぱらぱら騒《さわ》ぐ新聞《しんぶん》を片手《かたて》でしっかり押《おさ》えつけて読《よ》むのであるが、縁側《えんがわ》から二間《ふたま》と離《はな》れていない、青草原《あおくさはら》のあいだを水量《すいりょう》たっぷりの小川《おがわ》がゆるゆる流《なが》れていて、その小川《おがわ》に沿《そ》った細《ほそ》い道《みち》を自転車《じてんしゃ》で通《とお》る牛乳配達《ぎゅうにゅうはいたつ》の青年《せいねん》が、毎朝《まいあさ》きまって、おはようございます、と旅《たび》の私《わたし》に挨拶《あいさつ》した。その時刻《じこく》に、薬《くすり》をとりに来《く》る若《わか》い女《おんな》のひとがあった。簡単服《かんたんふく》に下駄《げた》をはき、清潔《せいけつ》な感《かん》じのひとで、よくお医者《いしゃ》と診察室《しんさつしつ》で笑《わら》い合《あ》っていて、ときたまお医者《いしゃ》が、玄関《げんかん》までそのひとを見送《みおく》り、「奥《おく》さま、もうすこしのご辛棒《しんぼう》ですよ」と大声《おおごえ》で叱咤《しった》することがある。

ゆっくり音読

分　　　　秒

速く音読

分　　　　秒

ステップ1 「、」「。」ごとにゆっくり音読
ステップ2 全文を通してやや遅く音読してみましょう

「満願《まんがん》」③

太宰《だざい》 治《おさむ》

お医者《いしゃ》の奥《おく》さんが、或《あ》るとき私《わたし》に、そのわけを語《かた》って聞《き》かせた。小学校《しょうがっこう》の先生《せんせい》の奥《おく》さまで、先生《せんせい》は、三年《さんねん》まえに肺《はい》をわるくし、このごろずんずんよくなった。お医者《いしゃ》は一所懸命《いっしょけんめい》で、その若《わか》い奥《おく》さまに、いまがだいじのところと、固《かた》く禁《きん》じた。奥《おく》さまは言《い》いつけを守《まも》った。それでも、ときどき、なんだか、ふびんに伺《うかが》うことがある。お医者《いしゃ》は、その都度《つど》、心《こころ》を鬼《おに》にして、奥《おく》さまもうすこしのご辛棒《しんぼう》ですよ、と言外《げんがい》に意味《いみ》をふくめて叱咤《しった》するのだそうである。

八月《はちがつ》のおわり、私《わたし》は美《うつく》しいものを見《み》た。朝《あさ》、お医者《いしゃ》の家《いえ》の縁側《えんがわ》で新聞《しんぶん》を読《よ》んでいると、私《わたし》の傍《そば》に横坐《よこすわ》りに坐《すわ》っていた奥《おく》さんが、「ああ、うれしそうね」と小声《こごえ》でそっと囁《ささや》いた。

年　月　日

感想

ふと顔《かお》をあげると、すぐ眼《め》のまえの小道《こみち》を、簡単服《かんたんふく》を着《き》た清潔《せいけつ》な姿《すがた》が、さっさっと飛《と》ぶようにして歩《ある》いていった。白《しろ》いパラソルをくるくるっとまわした。

「けさ、おゆるしが出《で》たのよ」奥《おく》さんは、また、囁《ささや》く。

三年《さんねん》、と一口《ひとくち》にいっても、——胸《むね》が一《いっ》ぱいになった。年《とし》つき経《た》つほど、私《わたし》には、あの女性《じょせい》の姿《すがた》が美《うつく》しく思《おも》われる。あれは、お医者《いしゃ》の奥《おく》さんのさしがねかも知《し》れない。

ゆっくり音読

分　　秒

速く音読

分　　秒

コラム

グループ音読を楽しむコツ

「読み手」と「聴き手」を楽しんで音読する

グループで音読すると、「読み手」と「聴き手」二つの楽しみが生まれます。
お互いの「その人らしさ」が自然と感じられ、
コミュニケーションが楽しくなります。
参加者の人数に合わせて文章を適度な量で区切り、
順番に音読してみてください。
一回で読み切れる作品を音読する、
半年、一年かけて一つの作品を音読するなど、
グループの個性に合わせて企画してみてください。
グループごとに秒数を測り、
1回目と2回目で何秒短縮できたかをゲーム感覚で競う、
そんな楽しみ方もできるでしょう。
上手《うま》い下手《へた》にとらわれることなく、「音読で集《つど》う時間」を楽しんでください。

テーマ⑤

人生を楽しむ

人生を切に生きた各分野の達人のことばは、
時を超えて、人生を創造的に生きる楽しみを教えてくれます。
音読をする中で自然と印象に残ったことばは、
今の自分に一番必要なことばかもしれません。
自分の耳に大切なことばを届けるような気持ちで
音読してみてください。

達人のことばを音読して、
今を生きる喜びを感じましょう

ステップ1 一行ごとにゆっくり音読
ステップ2 全文を通してやや速く音読してみましょう

「四規七則《しきしちそく》」

千利休《せんのりきゅう》

四規《しき》
和敬清寂《わけいせいじゃく》

七則《しちそく》
茶《ちゃ》は服《ふく》のよきように、
炭《すみ》は湯《ゆ》の沸《わ》くように、

年　月　日

感想

夏《なつ》は涼《すず》しく、冬《ふゆ》は暖《あたた》かに、
花《はな》は野《の》にあるように、
刻限《こくげん》は早《はや》めに、
降《ふ》らずとも雨《あめ》の用意《ようい》、
相客《あいきゃく》に心《こころ》せよ。

【作者と作品】

わび茶を大成した千利休が説いた茶道の心得。「和敬清寂」は、互いに和し、敬いあい、心身が清らかで何事にも動じない精神を、「七則」は、他人に接する時の心構えを説いています。

【音読のポイント】

一つひとつのことばの意味を、噛み締めながら音読してみてください。音読が終わると、まるでことばにもてなされたかのように、心に穏やかなくつろぎを感じます。ステップ2では、短い文章ですので2回繰り返してもよいでしょう。

ゆっくり音読　　分　　秒

速く音読　　分　　秒

ステップ1　ことばのまとまり（一節）ごとにゆっくり音読

ステップ2　全文を通してやや速く音読してみましょう

「手毬《てまり》をよめる」

良寛《りょうかん》

冬《ふゆ》ごもり　春《はる》さりくれば
飯《いい》乞《こ》ふ《う》と　草《くさ》のいほ《お》りを
立《た》ち出《い》でて　里《さと》にいゆけば
里子《さとこ》ども　今《いま》を春《はる》べと
たまほこの　道《みち》の巷《ちまた》に
手毬《てまり》つく　我《われ》もまじりて
その中《なか》に　ひふみよいむな
汝《な》がつけば　吾《あ》はうたひ《い》

年　月　日

感想

あがうたへ《え》ば　なは《わ》つく
つきてうたひ《い》て
霞《かすみ》立《た》つ　ながき春日《はるひ》を
暮《く》らしつるかも

霞《かすみ》立《た》つ永《なが》き春日《はるひ》を子《こ》どもらと手毬《てまり》つきつつこの日暮《ひく》らしつ

【作者と作品】

江戸後期の曹洞宗《そうとうしゅう》の僧侶。生涯自分の寺を持つことなく諸国を行脚《あんぎゃ》し、越後国《えちごのくに》で生涯を終えました。幼い子供に深く共感し、袖の中にいつも手毬を二つ三つ忍ばせていたと伝わっています。

【音読のポイント】

一節ごとに、ゆっくり音読してみてください。長閑《のどか》なことばの調べを音読していると、ことばの波に揺られて、体まで揺れてくるようです。

ゆっくり音読

分　　秒

速く音読

分　　秒

ステップ1 「、」「。」ごとにゆっくり音読

ステップ2 全文を通してやや速く音読してみましょう

「草枕《くさまくら》」

夏目漱石《なつめそうせき》

山路《やまみち》を登《のぼ》りながら、こう考《かんが》えた。

智《ち》に働《はたら》けば角《かど》が立《た》つ。情《じょう》に棹《さお》させば流される。意地《いじ》を通《とお》せば窮屈《きゅうくつ》だ。とかくに人《ひと》の世《よ》は住《す》みにくい。

住《す》みにくさが高《こう》じると、安《やす》い所《ところ》へ引《ひ》き越《こ》したくなる。どこへ越《こ》しても住《す》みにくいと悟《さと》った時《とき》、詩《し》が生《うま》れて、画《え》が出来《でき》る。

人《ひと》の世《よ》を作《つく》ったものは神《かみ》でもなければ鬼《おに》でもない。やはり向《むこ》う三軒両隣《さんげんりょうどな》りにちらちらするただの人《ひと》である。ただの人《ひと》が作《つく》った人《ひと》の世《よ》が住《す》みにくいからとて、越《こ》す国《くに》はあるまい。あれば人《ひと》でなしの国《くに》へ行《ゆ》くばかりだ。人《ひと》でなしの国《くに》は人《ひと》の世《よ》よりもなお住《す》みにくかろう。

越《こ》す事《こと》のならぬ世《よ》が住《す》みにくければ、住《す》みにくい所《ところ》をどれほどか、寛容《くつろげ》て、

年　　月　　日

感想

束《つく》の間《ま》の命《いのち》を、束《つか》の間《ま》でも住《す》みよくせねばならぬ。ここに詩人《しじん》という天職《てんしょく》が出来《でき》て、ここに画家《がか》という使命《しめい》が降《くだ》る。あらゆる芸術《げいじゅつ》の士《し》は人《ひと》の世《よ》を長閑《のどか》にし、人《ひと》の心《こころ》を豊《ゆた》かにするが故《ゆえ》に尊《たっ》とい。

住《す》みにくき世《よ》から、住《す》みにくき煩《わずら》いを引《ひ》き抜《ぬ》いて、有難《ありがた》い世界《せかい》をまのあたりに写《うつ》すのが詩《し》である、画《え》である。あるは音楽《おんがく》と彫刻《ちょうこく》である。こまかにいえば写《うつ》さないでもよい。ただまのあたりに見《み》れば、そこに詩《し》も生《い》き、歌《うた》も湧《わ》く。

【作者と作品】

1906（明治39）年に発表された漱石前期三部作の一つ。青年画家を主人公として非人情の世界を描いています。特に冒頭の一節が有名。

【音読のポイント】

主人公である30歳の青年画家の思いが語られた文章ですが、当時の漱石自身の感慨が感じられます。自分の意見を述べるような気持ちで、リズムよく音読してみてください。

速く音読

分　　秒

ゆっくり音読

分　　秒

ステップ1 「、」「。」ごとにゆっくり音読
ステップ2 全文を通してやや速く音読してみましょう

「学問《がくもん》のすゝ《す》め」①

福沢諭吉《ふくざわゆきち》

（第十七編《だいじゅうななへん》）

人《ひと》に交《まじ》わらんとするには啻《ただ》に旧友《きゅうゆう》を忘《わす》れざるのみならず、兼《か》ねてまた新友《しんゆう》を求《もと》めざるべからず。人類相接《じんるいあいせっ》せざれば互《たが》いにその意《い》を尽《つく》すこと能《あた》わず、意《い》を尽《つく》すこと能《あた》わざればその人物《じんぶつ》を知《し》るに由《よし》なし。試《こころ》みに思《おも》え、世間《せけん》の士君子《しくんし》、一旦《いったん》の偶然《ぐうぜん》に人《ひと》に遭《あ》うて生涯《しょうがい》の親友《しんゆう》たる者《もの》あるに非《あら》ずや。十人《じゅうにん》に遭《あ》うて一人《ひとり》の偶然《ぐうぜん》に当《あた》らば、二十人《にじゅうにん》に接《せっ》して二人《ふたり》の偶然《ぐうぜん》を得《う》べし。人《ひと》を知《し》り人《ひと》に

年　月　日

感想

知《し》らるるの始源《しげん》は多《おお》くこの辺《へん》に在《あ》り存《そん》するものなり。人望栄名《じんぼうえいめい》なぞの話《はなし》は姑《しば》らく擱《お》き、今日世間《こんにちせけん》に知己朋友《ちきほうゆう》の多《おお》きは差向《さしむ》きの便《べん》利《り》に非《あら》ずや。先年宮《せんねんみや》の渡《わた》しに同船《どうせん》したる人《ひと》を、今日銀座《きょうぎんざ》の往来《おうらい》に見掛《みか》けて双方図《そうほうはか》らず便利《べんり》を得《う》ることあり。今年出入《ことしでいり》の八百屋《やおや》が来年奥州街道《らいねんおうしゅうかいどう》の旅籠屋《はたごや》にて腹痛《ふくつう》の介抱《かいほう》してくれることもあらん。

【作者と作品】

慶應義塾の創始者。「天は人の上に人を造らず人の下に人を造らずと云へり」で知られる『学問のすすめ』は、刊行当初、当時の日本人口の約１割を占める３００万部が発行されたと推定されています。

【音読のポイント】

人と大らかに付き合う楽しさを、今すぐ始めたくなるような福沢諭吉のことば。リズミカルに現れる「、」「。」ごとに、自然とテンポよく音読が楽しめることでしょう。

速く音読　分　秒

ゆっくり音読　分　秒

ステップ1 「、」「。」ごとにゆっくり音読
ステップ2 全文を通してやや速く音読してみましょう

「学問《がくもん》のすゝ《す》め」②

福沢諭吉《ふくざわゆきち》

（第十七編《だいじゅうななへん》）

人類多《じんるいおお》しと雖《いえ》ども鬼《おに》にも非《あら》ず蛇《じゃ》にも非《あら》ず、殊更《ことさら》に我《われ》を害《がい》せんとする悪敵《あくてき》はなきものなり。恐《おそ》れ憚《はばか》るところなく、心事《しんじ》を丸出《まるだし》しにして颯々《さっさ》と応接《おうせつ》すべし。

故《ゆえ》に交《まじ》わりを広《ひろ》くするの要《かなめ》はこの心事《しんじ》を成《な》る丈《た》け沢山《たくさん》にして、多芸多能《たげいたのう》一色《いっしょく》に偏《へん》せず、様々《さまざま》の方向《ほうこう》に由《よ》って人《ひと》に接《せっ》するに在《あ》り。或《ある》いは学問《がくもん》をもって接《せっ》し、或《ある》いは商売《しょうばい》に由《よ》って交《まじ》わり、或《ある》いは書画《しょが》の友《とも》あり、或《ある》いは碁将棋《ごしょうぎ》の相手《あいて》あり、凡《およ》そ遊冶放蕩《ゆうやほうとう》の悪《あく》

年　月　日

感想

事《じ》に非《あら》ざるより以上《いじょう》の事《こと》なれば、友《とも》を会《かい》するの方便《ほうべん》たらざるものなし。或《ある》いは極《きわ》めて芸能《げいのう》なき者《もの》ならば共《とも》に会食《かいしょく》するもよし、茶《ちゃ》を飲《の》むもよし、なお下《くだ》りて筋骨《きんこつ》の丈夫《じょうぶ》なる者《もの》は腕押《うでお》し、枕引《まくらひ》き、足角力《あしずもう》も一席《いっせき》の興《きょう》として交際《こうさい》の一助《いちじょ》たるべし。腕押《うでお》しと学《がく》問《もん》とは道同《みちおな》じからずして相与《あいとも》に謀《はか》るべからざるようなれども、世界《せかい》の土地《とち》は広《ひろ》く人間《にんげん》の交際《こうさい》は繁多《はんた》にして、三《さん》、五尾《ごび》の鮒《ふな》が井《せい》中《ちゅう》に日月《じつげつ》を消《しょう》するとは少《すこ》しく趣《おもむ》きを異《こと》にするものなり。人《ひと》にして人《ひと》を毛嫌《けぎら》いするなかれ。

ゆっくり音読　　分　　秒

速く音読　　分　　秒

ステップ1 「、」「。」ごとにゆっくり音読

ステップ2 全文を通してやや速く音読してみましょう

「青春《せいしゅん》」

サミュエル・ウルマン

訳《やく》・岡田義夫《おかだよしお》

青春《せいしゅん》とは人生《じんせい》のある期間《きかん》をいうのではなく、心《こころ》の様相《ようそう》をいうのだ。

優《すぐ》れた創造力《そうぞうりょく》、逞《たくま》しき意志《いし》、炎《も》ゆる情熱《じょうねつ》、怯懦《きょうだ》を却《しりぞ》ける勇猛心《ゆうもうしん》、安易《あんい》を振《ふ》り捨《す》てる冒険心《ぼうけんしん》、こういう様相《ようそう》を青春《せいしゅん》というのだ。

年《とし》を重《かさ》ねただけで人《ひと》は老《お》いない。理想《りそう》を失《うしな》う時《とき》に初《はじ》めて老《お》いがくる。

歳月《さいげつ》は皮膚《ひふ》のしわを増《ま》すが、情熱《じょうねつ》を失《うしな》う時《とき》に精神《せいしん》はしぼむ。

苦悶《くもん》や、狐疑《こぎ》や、不安《ふあん》、恐怖《きょうふ》、失望《しつぼう》、こういうものこそあたかも長年月《ちょうねんげつ》のごとく人《ひと》を老《お》いさせ、精気《せいき》ある魂《たましい》をも芥《あくた》に帰《き》せしめてしまう。

年《とし》は七十《しちじゅう》であろうと十六《じゅうろく》であろうと、その胸中《きょうちゅう》に抱《いだ》き得《う》るものは何《なに》か。

曰《いわ》く、驚異《きょうい》への愛慕心《あいぼしん》、空《そら》にきらめく星辰《せいしん》、その輝《かがや》きにも似《に》たる事物《じぶつ》や思《し》想《そう》に対《たい》する欽仰《きんぎょう》、事《こと》に処《しょ》する剛毅《ごうき》な挑戦《ちょうせん》、小児《しょうに》のごとく求《もと》めて止《や》まぬ探求心《たんきゅうしん》、

年　月　日

感想

人生《じんせい》への歓喜《かんき》と興味《きょうみ》。
人《ひと》は信念《しんねん》と共《とも》に若《わか》く、疑惑《ぎわく》と共《とも》に老《お》ゆる。
人《ひと》は自信《じしん》と共《とも》に若《わか》く、恐怖《きょうふ》と共《とも》に老《お》ゆる。
希望《きぼう》ある限《かぎ》り若《わか》く、失望《しつぼう》と共《とも》に老《お》い朽《く》ちる。
大地《だいち》より、神《かみ》より、人《ひと》より、美《び》と喜悦《きえつ》、勇気《ゆうき》と壮大《そうだい》、そして偉力《いりょく》の霊感《れいかん》を受《う》ける限《かぎ》り、人《ひと》の若《わか》さは失《うしな》われない。
これらの霊感《れいかん》が絶《た》え、悲歎《ひたん》の白雪《はくせつ》が人《ひと》の心《こころ》の奥《おく》までもおおいつくし、皮肉《ひにく》の厚氷《あつごおり》がこれを固《かた》くとざすに至《いた》れば、この時《とき》にこそ人《ひと》は全《まった》くに老《お》いて、神《かみ》の憐《あわれ》みを乞《こ》う他《ほか》はなくなる。

【作者と作品】

1840年ドイツ生まれ。1851年アメリカに渡る。「青春」はウルマンが70代で書いた詩で、ダグラス・マッカーサーが愛好していたことで日本でも広く知られるようになりました。

【音読のポイント】

「創造力」「意志」「情熱」「怯懦」など、熟語の意味をしっかり捉えながら音読してみましょう。ことばのイメージに刺激されて、心が躍動し、作者の伝える「青春」へと導かれることでしょう。

ゆっくり音読　　分　　秒

速く音読　　分　　秒

ステップ1 「、」「。」ごとにゆっくり音読
ステップ2 全文を通してやや速く音読してみましょう

「蜂《はち》と神《かみ》さま」

金子《かねこ》みすゞ《ず》

蜂《はち》はお花《はな》のなかに、
お花《はな》はお庭《にわ》のなかに、
お庭《にわ》は土塀《どべい》のなかに、
土塀《どべい》は町《まち》のなかに、
町《まち》は日本《にほん》のなかに、
日本《にほん》は世界《せかい》のなかに、
世界《せかい》は神《かみ》さまのなかに。
さ《そ》うして、さ《そ》うして、神《かみ》さまは、
小《ちっ》ちや《ゃ》な蜂《はち》のなかに。

年　月　日

感想

「私《わたし》と小鳥《ことり》と鈴《すず》と」

私《わたし》が両手《りょうて》をひろげても、
お空《そら》はちっとも飛《と》べないが、
飛《と》べる小鳥《ことり》は私《わたし》のように、
地面《じべた》を速《はや》くは走《はし》れない。

私《わたし》がからだをゆすっても、
きれいな音《おと》は出《で》ないけど、
あの鳴《な》る鈴《すず》は私《わたし》のように
たくさんな唄《うた》は知《し》らないよ。

鈴《すず》と、小鳥《ことり》と、それから私《わたし》、
みんなちがって、みんないい。

【作者と作品】
早くから詩の才能を開花させ、西條《さいじょう》八十《やそ》から「若き童謡詩人の中の巨星」と称賛されました。３冊の手帳に５１２編の詩を残し、26歳という若さでこの世を去りました。

【音読のポイント】
金子みすゞが自分の声を使って、誰かに語りかけているような、ことばの力、音読の不思議さを感じることでしょう。

ゆっくり音読　　分　　秒

速く音読　　分　　秒

ステップ1　一行ごとにゆっくり音読
ステップ2　一首ずつやや速く音読してみましょう

「一握《いちあく》の砂《すな》」石川啄木《いしかわたくぼく》

我《われ》を愛《あい》する歌《うた》より

東海《とうかい》の小島《こじま》の磯《いそ》の白砂《しらすな》に
われ泣《な》きぬれて
蟹《かに》とたはむ《わ》る

いのちなき砂《すな》のかなしさよ
さらさらと
握《にぎ》れば指《ゆび》のあひだよ《い》り落《お》つ

たはむ《わ》れに母《はは》を背負《せお》いて
そのあまり軽《かる》きに泣《な》きて
三歩《さんぽ》あゆまず

年　月　日

感想

こころよく
我《われ》にはたらく仕事《しごと》あれ
それを仕遂《しと》げて死《し》なむ《ん》と思《おも》ふ《う》

何《なに》がなしに
さびしくなれば出《で》てあるく男《おとこ》となりて
三月《みつき》にもなれり

友《とも》がみなわれよりえらく見《み》ゆる日《ひ》よ
花《はな》を買《か》ひ《い》来《き》て
妻《つま》としたしむ

はても見《み》えぬ
真直《ますぐ》の街《まち》をあゆむごとき
こころを今日《きょう》は持《も》ちえたるかな

【作者と作品】

実生活に根ざした感情を、日常語を使って詠《よ》んだ明治期の歌人・詩人。代表作『一握の砂』は一首3行書きの新しい形式をとり、歌壇内外から注目を集めました。

【音読のポイント】

心の裏通りの風景を一枚の絵にしてしまう、啄木はことばの魔法使いのようです。一人きりの時に音読して、遠慮なくことばの風景を歩いてみてください。

ゆっくり音読

分　秒

速く音読

分　秒

ステップ1 一行ごとにゆっくり音読
ステップ2 全文を通してやや速く音読してみましょう

「念《ねん》ずれば花《はな》ひらく」

坂村真民《さかむらしんみん》

念《ねん》ずれば
花《はな》ひらく

苦《くる》しいとき
母《はは》がいつも口《くち》にしていた
このことばを
わたしもいつのころからか

年　月　日

感想

となえるようになった
そうして
そのたび
わたしの花《はな》が
ふしぎと
ひとつ
ひとつ
ひらいていった

【作者と作品】

仏教詩人・坂村真民氏のご母堂《ぼどう》が、苦しい時に口にしていた言葉「念ずれば花ひらく」。発表以来多くの人の心に光をともし続け、心ある人々によって日本全国に詩碑が建立されています。


【音読のポイント】

本がなくても思い出せることばは、目に見えない特別な財産になります。この詩は音読を重ねて、ぜひ暗唱できるようになることをおすすめします。暗唱は、音読にも増して心を落ち着かせてくれます。

2ステップを繰り返していると、いつのまにか暗唱できていることでしょう。

ゆっくり音読
分　秒

速く音読
分　秒

ステップ1 一行ごとにゆっくり音読
ステップ2 全文を通してやや速く音読してみましょう

「あとから来《く》る者《もの》のために」

坂村真民《さかむらしんみん》

あとから来《く》る者《もの》のために
田畑《たはた》を耕《たがや》し
種《たね》を用意《ようい》しておくのだ
山《やま》を
川《かわ》を
海《うみ》を
きれいにしておくのだ
ああ
あとから来《く》る者《もの》のために

年　月　日

感想

苦労《くろう》をし
我慢《がまん》をし
みなそれぞれの力《ちから》を傾《かたむ》けるのだ
あとからあとから続《つづ》いてくる
あの可愛《かわい》い者《もの》たちのために
みなそれぞれ自分《じぶん》にできる
なにかをしてゆくのだ

【作者と作品】

長い教員生活を終え、詩人として新たな人生の出発をした真民氏65歳の時の詩。その後、この詩を詩碑として建立したいという話があった時、92歳の氏は大幅に詩を書き換え、右の詩となりました。

【音読のポイント】

この作品を音読すると、苦労や我慢ということばも、願いのこもった温かなことばだと気付かされることでしょう。自分の中にある思いや願いを重ねて、音読してみてください。

ゆっくり音読　　分　　秒

速く音読　　分　　秒

ステップ1 一行ごとにゆっくり音読
ステップ2 全文を通してやや速く音読してみましょう

「二度《にど》とない人生《じんせい》だから」

坂村真民《さかむらしんみん》

二度《にど》とない人生《じんせい》だから
一輪《いちりん》の花《はな》にも
無限《むげん》の愛《あい》を
そそいでゆこう
一羽《いちわ》の鳥《とり》の声《こえ》にも
無心《むしん》の耳《みみ》を
かたむけてゆこう

二度《にど》とない人生《じんせい》だから
一匹《いっぴき》のこおろぎでも

ふみころさないように
こころしてゆこう
どんなにか
よろこぶことだろう

二度《にど》とない人生《じんせい》だから
一《いっ》ぺんでも多《おお》く
便《たよ》りをしよう
返事《へんじ》はかならず
書《か》くことにしよう

二度《にど》とない人生《じんせい》だから
まず一番《いちばん》身近《みぢか》な者《もの》たちに
できるだけのことをしよう

貧《まず》しいけれど
こころ豊《ゆた》かに接《せっ》してゆこう
二度《にど》とない人生《じんせい》だから
つゆくさのつゆにも
めぐりあいのふしぎを思《おも》い
足《あし》をとどめてみつめてゆこう

二度《にど》とない人生《じんせい》だから
のぼる日《ひ》しずむ日《ひ》
まるい月《つき》かけてゆく月《つき》
四季《しき》それぞれの
星々《ほしぼし》の光《ひかり》にふれて
わがこころを

年　月　日

感想

あらいきよめてゆこう
二度《にど》とない人生《じんせい》だから
戦争《せんそう》のない世《よ》の
実現《じつげん》に努力《どりょく》し
そういう詩《し》を
一篇《いっぺん》でも多《おお》く
作《つく》ってゆこう
わたしが死《し》んだら
あとをついでくれる
若《わか》い人《ひと》たちのために
この大願《たいがん》を
書《か》きつづけてゆこう

【作者と作品】

不遇な少年期を経て、高校教師時代には原因不明の病気に苦しむなど多くの逆境を体験した真民氏ですが、98年の生涯を通して、人々の心に灯りをともす詩を一途一心に書き続けました。

【音読のポイント】

人生のめぐりあい、ことばとのめぐりあい、音読はこの二つのめぐりあいを一つに結んでくれます。詩集全編を音読すると、より深く作者と出合うことができるでしょう。

速く音読

分　秒

ゆっくり音読

分　秒

ステップ1　「、」「。」ごとにゆっくり音読

ステップ2　全文を通してやや速く音読してみましょう

「置《お》かれた場所《ばしょ》で咲《さ》きなさい」①

渡辺和子《わたなべかずこ》

私《わたし》は三十歳間際《さんじっさいまぎわ》で修道院《しゅうどういん》に入《はい》ることを決意《けつい》し、その後《ご》、修道会《しゅうどうかい》の命令《めいれい》で修練《しゅうれん》のためアメリカに行《い》き、修練終了後《しゅうれんしゅうりょうご》、再《ふたた》び命令《めいれい》で学位《がくい》を取《と》り、三十五歳《さんじゅうごさい》で日本《にほん》に戻《もど》りました。次《つぎ》の命令《めいれい》で岡山《おかやま》のノートルダム清心女子大学《せいしんじょしだいがく》に派遣《はけん》され、その翌年《よくねん》、二代目学長《にだいめがくちょう》の急逝《きゅうせい》を受《う》けて思《おも》いがけない三代目《さんだいめ》の学長《がくちょう》に任命《にんめい》されました。三十六歳《さんじゅうろくさい》でした。

東京《とうきょう》で育《そだ》った私《わたし》にとって、岡山《おかやま》は全《まった》く未知《みち》の土地《とち》であり、さらにこの大学《だいがく》は、初代《しょだい》も二代目《にだいめ》もアメリカ人《じん》の七十代後半《ななじゅうだいこうはん》の方《かた》が学長《がくちょう》を務《つと》めていました。その大学《だいがく》の卒業生《そつぎょうせい》でもなく、前任者《ぜんにんしゃ》たちの半分《はんぶん》の年齢《ねんれい》にも満《み》たない私《わたし》が学長《がくちょう》になったのですから、周囲《しゅうい》もさることながら、私自身《わたしじしん》、驚《おどろ》きと困惑《こんわく》の渦中《かちゅう》にいました。

年　　月　　日

感想

修道院《しゅうどういん》というのは、無茶《むちゃ》と思《おも》えることでも、目上《めうえ》の命令《めいれい》に逆《さか》らうことは許《ゆる》されないところでしたから、私《わたし》も「これが神《かみ》の思《おぼ》し召《め》し」として従《したが》ったのです。初《はじ》めての土地《とち》、思《おも》いがけない役職《やくしょく》、未経験《みけいけん》の事柄《ことがら》の連続《れんぞく》、それは私《わたし》が当初《とうしょ》考《かんが》えていた修道生活《しゅうどうせいかつ》とは、あまりにもかけはなれていて、私《わたし》はいつの間《ま》にか〝くれない族《ぞく》〟になっていました。「あいさつしてくれない」こんなに苦労《くろう》しているのに「ねぎらってくれない」「わかってくれない」

【解説】

二・二六事件で命を奪われた教育総監・渡辺錠太郎の次女。18歳の時、自らの強い意志でキリスト教カトリックの洗礼を受け、数々の試練を超え、最晩年まで信仰と教育に身を捧げました。

【音読のポイント】

もう会うことのできない生きることの大先輩の経験談が、自分の声で自分に届けられる。遺された文章を音読すると、会いたい方にもう一度会えたような、ありがたく懐かしい気持ちになることでしょう。大好きな方の文章を声に出して、何度でも、会いにいってください。

速く音読　　分　　秒

ゆっくり音読　　分　　秒

ステップ1　「、」「。」ごとにゆっくり音読
ステップ2　全文を通してやや速く音読してみましょう

「置《お》かれた場所《ばしょ》で咲《さ》きなさい」②

渡辺和子《わたなべかずこ》

自信《じしん》を喪失《そうしつ》し、修道院《しゅうどういん》を出《で》ようかとまで思《おも》いつめた私《わたし》に、一人《ひとり》の宣教師《せんきょうし》が一《ひと》つの短《みじか》い英語《えいご》の詩《し》を渡《わた》してくれました。その詩《し》の冒頭《ぼうとう》の一行《いちぎょう》、それが「置《お》かれたところで咲《さ》きなさい」という言葉《ことば》だったのです。

岡山《おかやま》という土地《とち》に置《お》かれ、学長《がくちょう》という風当《かぜあ》たりの強《つよ》い立場《たちば》に置《お》かれ、四苦《しく》八苦《はっく》している私《わたし》を見《み》るに見《み》かねて、くださったのでしょう。

私《わたし》は変《か》わりました。そうだ。置《お》かれた場《ば》に不平不満《ふへいふまん》を持《も》ち、他人《たにん》の出方《でかた》で幸《しあわ》せになったり不幸《ふしあわ》せになったりしては、私《わたし》は環境《かんきょう》の奴隷《どれい》でしかない。人間《にんげん》と生《う》まれたからには、どんなところに置《お》かれても、そこで環境《かんきょう》の主人《しゅじん》となり自分《じぶん》の花《はな》を咲《さ》かせようと、決心《けっしん》することができました。それは「私《わたし》が変《か》わる」ことによってのみ可能《かのう》でした。

年　　月　　日

感想

いただいた詩《し》は、「置《お》かれたところで咲《さ》きなさい」の後《あと》に続《つづ》けて、こう書《か》かれていました。「咲くということは、仕方がないと諦めることではありません。それは自分《じぶん》が笑顔《えがお》で幸《しあわ》せに生《い》き、周囲《しゅうい》の人々《ひとびと》も幸《しあわ》せにすることによって、神《かみ》が、あなたをここにお植《う》えになったのは間違《まちが》いでなかったと、証明《しょうめい》することなのです」

私《わたし》は、かくて〝くれない族《ぞく》〟の自分と訣別《けつべつ》しました。私《わたし》から先《さき》に学生《がくせい》にあいさつし、ほほえみかけ、お礼《れい》をいう人《ひと》になったのです。そうしたら不思議《ふしぎ》なことに、教職員《きょうしょくいん》も学生《がくせい》も皆《みな》、明《あか》るくなり優《やさ》しくなってくれました。

速く音読

分　秒

ゆっくり音読

分　秒

コラム

古典の文章を楽しんで音読するコツ

「あっと驚く美しい日本語が、自分の口から飛び出してくる！」

古典の文章は、ことばの意味が現代と違っている場合や、ことばが省略されている場合があることなどから、文章の切れ目がわかりにくく、音読する時に、ややハードルが高く感じられるかもしれません。

3ステップで、美しい日本語の調べを目指してください。

①意味がわからなくても、まずは「、」「。」ごとに声に出してみる

②現代語訳や解説文を読んで、ことばの意味や、文章の切れ目を確認する

③「、」「。」ごとに内容や映像を思い浮かべて音読する

古典音読の楽しさ、ぜひチャレンジしてみてください。

テーマ❻

古典を楽しむ

古典文学のことばに丁寧に触れながら、
日本語の調べを声に出して味わいましょう。
古典文学を音読すると、男性も女性も、
日本人の最も美しい声の響きが導き出されてきます。
人生を整え、心を潤し、
未来を照らす古典のことばに、
どうぞご自分の声で出合ってください。

日本語の調べを楽しみ、
人生を整えることばに出合いましょう

ステップ1 「、」「。」ごとにゆっくり音読
ステップ2 全文を通してやや速く音読してみましょう

「万葉集《まんようしゅう》」

梅花《ばいか》の歌《うた》三十二首《さんじゅうにしゅ》併《あわ》せて序《じょ》（新元号《しんげんごう》「令和《れいわ》」由来《ゆらい》）

天平二年正月十三日《てんぴょうにねんしょうがつじゅうさんにち》、帥老《そちのおきな》の宅《いえ》に集《あつ》まり、宴会《えんかい》を申《の》ぶ。
時《とき》に初春令月《しょしゅんれいげつ》、気淑《きよ》く風和《かぜやわら》ぎ、
梅《うめ》は鏡前《きょうぜん》の粉《ふん》を開《ひら》き、蘭《らん》は珮後《ばいご》の香《こう》を薫《かお》らす。
加以《しかのみならず》、曙《あさけ》の嶺《みね》に雲移《くもうつ》り、松《まつ》は羅《うすもの》を掛《か》けて蓋《きぬがさ》を傾《かたぶ》く。
夕《ゆうべ》の岫《みね》に霧結《きりむす》び、鳥縠《とりうすもの》に封《こ》めらえて林《はやし》に迷《まと》ふ《う》。
庭《にわ》には舞《ま》ふ《う》新《あたら》しき蝶《ちょう》、空《そら》には帰《かえ》る故雁《こがん》。
ここに天《あめ》を蓋《きぬがさ》にし、地《つち》を坐《しきい》にし、膝《ひざ》を促《ちかづ》け觴《さかづき》を飛《と》ばす。
言《こと》を一室《いっしつ》のうちに忘《わす》れ、衿《ころものくび》を煙霞《えんか》の外《そと》に開《ひら》き、
淡然《たんぜん》として自《みづか》ら放《ほしきまま》に、快然《かいぜん》として自《みづか》ら足《た》る。
若《も》し翰苑《かんえん》にあらずは何《なに》を以《も》ちてか情《こころ》を攄《の》べむ《ん》。

年　月　日

感想

詩《し》に落梅《らくばい》の篇《へん》を紀《しる》す。古今《いにしえいま》それ何《なん》ぞ異《こと》ならむ《ん》。
宜《よろ》しく園梅《えんばい》を賦《ふ》して、聊《いささ》か短詠《たんえい》を成《な》すべし。

む月《つき》たち春《はる》の来《き》たらばかくしこそ梅《うめ》ををき《（り）》つゝ《つ》楽《たの》しき終《お》へめ　大弐紀卿《だいにききょう》
春《はる》さればまづ咲《さ》くやどの梅《うめ》の花《はな》ひとり見《み》つゝ《つ》や春日《はるひ》暮《くら》さむ《ん》　筑前守山上大夫《つくしのみちのくちのかみやまのうえだいぶ》
吾《わ》が苑《その》に梅《うめ》の花《はな》散《ち》るひさかたの天《あめ》より雪《ゆき》の流《なが》れ来《く》るかも　大伴旅人《おおとものたびと》

「羅」薄絹　「蓋」ふた、おおい　「夕の岫」山のくぼみ　「翰苑」文筆
「羅」霧の比喩　「煙霞」煙は雲　「詩に」中国の詩歌を指す

【作者と作品】

現存する我が国最古の歌集。成立の経緯は未詳ですが、奈良時代初期頃から和歌が集められ、それをもとに大伴家持《やかもち》が編纂したものといわれています。「令和」の出典として注目を集めました。

【音読のポイント】

大宰府長官、大伴旅人邸で催された梅花の宴。「」ごとに映像が切り替わるのを感じながら音読してみてください。
「時あたかも新春正月の良き月、外気は快く風はやわらかに、梅は佳人の鏡台にある白粉のように白く、蘭は香袋のように香っている……」
「文筆でなければどうして心の中を言い表せようか、梅の花をよんで歌を作ろうではないか」

速く音読　　分　　秒

ゆっくり音読　　分　　秒

ステップ1 「、」「。」ごとにゆっくり音読
ステップ2 全文を通してやや速く音読してみましょう

「古今和歌集《こきんわかしゅう》 仮名序《かなじょ》」

紀《きの》 貫之《つらゆき》

和歌《やまとうた》は、人《ひと》の心《こころ》を種《たね》として、
万《よろず》の言《こと》の葉《は》とぞなれりける。
世《よ》の中《なか》に在《あ》る人《ひと》、言事《ことわざ》しげきものなれば、
心《こころ》に思《おも》ふことを、
見《み》るもの聞《き》くものに託《つ》けて言《い》ひ出《だ》せるなり。
花《はな》に啼《な》く鶯《うぐいす》・水《みず》に棲《す》む蝦《かわず》の声《こえ》を聞《き》けば、
生《い》きとし生《い》けるもの、いづれか歌《うた》を詠《よ》まざりける。
力《ちから》をも入《い》れずして天地《あめつち》を動《うご》かし、
目《め》に見《み》えぬ鬼神《おにがみ》をもあはれと思《おも》はせ、

年　月　日

感想

男《おとこ》女《おんな》の仲《なか》をも和《やわ》らげ、
猛《たけ》き武人《もののふ》の心《こころ》をも慰《なぐさ》むるは、歌《うた》なり。

久方《ひさかた》の光《ひかり》のどけき春《はる》の日《ひ》にしず心《こころ》なく花《はな》のちるらむ《ん》　紀友則《きのとものり》
山風《やまかぜ》に桜《さくら》ふきまき乱《みだ》れなむ《ん》花《はな》のまぎれに立《た》ちとまるべく　僧正遍照《そうじょうへんじょう》
思《おも》ひ《い》つつ寝《ね》ればや人《ひと》の見《み》えつらむ《ん》夢《ゆめ》と知《し》りせばさめざらましを　小野小町《おののこまち》

【作者と作品】

平安時代前期、後醍醐《ごだいご》天皇の勅命により編纂された最初の勅撰和歌集。紀貫之、紀友則、凡河内躬恒《おおしこうちのみつね》、壬生忠岑《みぶのただみね》撰。六歌仙、撰者らの和歌約１１００首、20巻から成り、「仮名序」は、その序文です。

【音読のポイント】

日本最初の本格的な歌論のことばを、ぜひ味わって音読してください。和歌3首は、四季歌、離別歌、恋歌の中から一首ずつ取り上げました。

ゆっくり音読　　分　　秒

速く音読　　分　　秒

ステップ1 「、」「。」ごとにゆっくり音読

ステップ2 全文を通してやや速く音読してみましょう

「枕草子《まくらのそうし》」

清少納言《せいしょうなごん》

（春はあけぼの）

春《はる》はあけぼの。や《よ》うや《よ》う白《しろ》くなりゆく山《やま》ぎは《わ》、すこしあかりて、紫《むらさき》だちたる雲《くも》のほそくたなびきたる。

夏《なつ》は夜。月《つき》のころはさらなり、闇《やみ》もなほ《お》、蛍《ほたる》のおほ《お》く飛《と》びちがひ《い》たる。また、ただ一《ひと》つ二《ふた》つなど、ほのかにうち光《ひか》りて行《ゆ》くもを《お》かし。雨《あめ》など降《ふ》るもを《お》かし。

秋《あき》は夕暮《ゆうぐれ》。夕日《ゆうひ》のさして山《やま》の端《は》いと近《ちこ》うなりたるに、烏《からす》のねどころへ行《ゆ》くとて、三《み》つ四《よ》つ、二《ふた》つ三《み》つなど飛《と》びいそぐさへ《え》あはれ《わ》なり。まいて雁《かり》などのつらねたるが、いと小《ちい》さく見《み》ゆるは、いとを《お》かし。日《ひ》入《い》り果《は》てて、風《かぜ》の音《おと》、虫《むし》の音《ね》など、はた言《い》ふ《う》べきにあらず。

年　月　日

感想

冬《ふゆ》はつとめて。雪《ゆき》の降《ふ》りたるは言《い》ふべきにもあらず、霜《しも》のいと白《しろ》きも、またさらでもいと寒《さむ》きに、火《ひ》などいそぎおこして、炭持《すみも》てわたるも、いとつきづきし。昼《ひる》になりて、ぬるくゆるびもていけば、火桶《ひおけ》の火《ひ》も、白《しろ》き灰《はい》がちになりてわろし。

【作者と作品】

日本最古の随筆文学。鋭い写実と才気煥発の筆致は『源氏物語』とともに、平安文学の双璧《そうへき》とされています。

【音読のポイント】

「枕草子」で描かれた洗練された風景描写は当時でも珍しく、紫式部も意識したと伝わっています。四季それぞれの良さが一日の時間帯で語られている「春はあけぼの」。「あけぼの」は東の空がほのかに明るんでくるころ。「つとめて」は、夜が明けて日の出たころの時間です。自然の様子を想像しながら音読を楽しんでください。

ゆっくり音読

分　秒

速く音読

分　秒

ステップ1　「、」「。」ごとにゆっくり音読

ステップ2　全文を通してやや速く音読してみましょう

「徒然草《つれづれぐさ》」

兼好《けんこう》

（序段《じょだん》）

つれづれなるままに、日《ひ》ぐらし、硯《すずり》にむかひ《い》て、心《こころ》にうつりゆくよしなしごとを、そこはかとなく書《か》きつくれば、あやしう《しゅう》こそものぐるほ《お》しけれ。

（第百五十五段《だいひゃくごじゅうごだん》）

世《よ》に従《したが》は《わ》ん人《ひと》は、まづ、機嫌《きげん》を知《し》るべし。序悪《ついであ》しきことは、人《ひと》の耳《みみ》にも逆《さか》ひ《い》、心《こころ》にも違《たが》ひ《い》て、そのこと成らず。さや《よ》うの折節《おりふし》を心得《こころう》べきなり。

ただし、病《やまい》を受《う》け、子生《こう》み、死《し》ぬることのみ、機嫌《きげん》をはからず、

年　月　日

感想

序悪《ついであ》しとてやむことなし。生《しょう》・住《じゅう》・異《い》・滅《めつ》の移《うつ》り変《かわ》る、まことの大事《だいじ》は、猛《たけ》き河《かわ》のみなぎり流《なが》るるが如《ごと》し。しばしも滞《とどこお》らず、ただちに行《おこな》ひ《い》ゆくものなり。されば、真俗《しんぞく》につけて、必《かなら》ずはたし遂《と》げんと思《おも》はん《わ》ことは、機嫌《きげん》をいふ《う》べからず。とかくのもよひ《い》なく、足《あし》を踏《ふ》み止《とど》むまじきなり。

【作者と作品】

鎌倉時代に和歌四天王と称された歌人・吉田兼好による随筆。尚古思想と仏教的無常観に立脚した人間の人生や自然への深い省察を含み、日本三大随筆の一つといわれています。

【音読のポイント】

「徒然草」は、心の中で文章に一礼するような気持ちで音読を始めると、遺されたことばを自分の人生に生かす心構えが生まれ、また、どことなく時空を超えたありがたい大先輩と接するような親近感も感じられる気がします。自分にとって「必ずはたし遂げんと思はんこと」は何か、心で確かめるように音読すると、文章全体の意味が胸に沁みることでしょう。

ゆっくり音読　分　秒

速く音読　分　秒

ステップ1 「、」「。」ごとにゆっくり音読

ステップ2 全文を通してやや速く音読してみましょう

「方丈記《ほうじょうき》」

鴨長明《かものちょうめい》

（冒頭《ぼうとう》）

ゆく河《かわ》の流《なが》れは絶《た》えずして、しかも、もとの水《みず》にあらず。
よどみに浮《うか》ぶうたかたは、かつ消《き》え、かつ結《むす》びて、
久《ひさ》しくとどまりたる例《ためし》なし。
世《よ》の中《なか》にある、人《ひと》と栖《すみか》と、またかくのごとし。
たましきの都《みやこ》のうちに、棟《むね》を並《なら》べ、甍《いらか》を争《あらそ》へる、
高《たか》き、いやしき人《ひと》の住《すま》ひ《い》は、世々《よよ》を経《へ》て、尽《つ》きせぬ物《もの》なれど、
これをまことかと尋《たず》ぬれば、昔《むかし》ありし家《いえ》はまれなり。
或《あるい》は去年《こぞ》焼《や》けて今年《ことし》作《つく》れり。或《あるい》は大家《おおいえ》ほろびて小家《こいえ》となる。
住《す》む人《ひと》もこれに同《おな》じ。

年　月　日

感想

所《ところ》も変《かわ》らず、人《ひと》も多《おお》かれど、いにしへ《え》見《み》し人《ひと》は、二三十人《にさんじゅうにん》が中《うち》に、わづかにひとりふたりなり。朝《あした》に死《し》に、夕《ゆうべ》に生《うま》るるならひ、ただ水《みず》の泡《あわ》にぞ似《に》たりける。不知《しらず》、生《うま》れ死《し》ぬる人《ひと》、何方《いずかた》より来《き》たりて、何方《いずかた》へか去《さ》る。また不知《しらず》、仮《かり》の宿《やど》り、誰《た》が為《ため》にか心《こころ》を悩《なや》まし、何《なに》によりてか目《め》を喜《よろこ》ばしむる。その、主《あるじ》と栖《すみか》と、無常《むじょう》を争《あらそ》ふさま、いはば朝顔《あさがお》の露《つゆ》に異《こと》ならず。或《あるい》は露《つゆ》落《お》ちて花《はな》残《のこ》れり。残《のこ》るといへ《え》ども、朝日《あさひ》に枯《か》れぬ。或《あるい》は花《はな》しぼみて露《つゆ》なほ消《き》えず。消《き》えずといへ《え》ども、夕《ゆうべ》を待《ま》つ事《こと》なし。

【作者と作品】

鎌倉初期の随筆で、「平家物語」をはじめ、後の中世文学に大きな影響を与えました。「徒然草」と並び、中世の隠者文学の代表的作品で、種々の実例を挙げ人生の無常を述べています。

【音読のポイント】

音読は行う時間帯によって違った心境を生み出すことを「方丈記」はわかりやすく感じさせてくれます。朝日を浴びて読むと、「今日一日を大切に生きよう」「出会った人と良い時間を過ごそう」と自然と前向きな気持ちが生まれ、夜に音読すると人生の無常感が心の中でクローズアップされて、やや俯《うつむ》いた気持ちになるようです。ぜひ試してみてください。

速く音読

分　秒

ゆっくり音読

分　秒

ステップ1 「、」「。」ごとにゆっくり音読
ステップ2 全文を通してやや速く音読してみましょう

「おくのほそ道《みち》」

松尾芭蕉《まつおばしょう》

〈序章《じょしょう》〉

月日《つきひ》は百代《はくたい》の過客《かかく》にして、行《ゆ》きかふ《う》年《とし》もまた旅人《たびびと》なり。
舟《ふね》の上《うえ》に生涯《しょうがい》を浮《う》かべ、馬《うま》の口《くち》とらへ《え》て老《お》いを迎《むか》ふ《う》る者《もの》は、
日々《ひび》旅《たび》にして旅《たび》を栖《すみか》とす。
古人《こじん》も多《おお》く旅《たび》に死《し》せるあり。
予《よ》も、いづれの年《とし》よりか、片雲《へんうん》の風《かぜ》に誘《さそ》は《わ》れて、
漂泊《ひょうはく》の思《おも》ひ《い》やまず、海浜《かいひん》にさすらへ《え》、
去年《こぞ》の秋《あき》、江上《こうしょう》の破屋《はおく》に蜘蛛《くも》の古巣《ふるす》を払《はら》ひ《い》て、
やや年《とし》も暮《く》れ、
春《はる》立《た》てる霞《かすみ》の空《そら》に、白河《しらかわ》の関《せき》越《こ》えんと、

年　月　日

感想

そぞろ神《がみ》のものにつきて心《こころ》を狂《くるわ》せ、
道祖神《どうそじん》の招《まね》きにあひ《い》て取《と》るもの手《て》につかず、
股引《ももひき》の破《やぶ》れをつづり、笠《かさ》の緒《お》付《つ》けかへ《え》て、三里《さんり》に灸《きゅう》すうるより、
松島《まつしま》の月《つき》まづ心《こころ》にかかりて、
住《す》めるかたは人《ひと》に譲《ゆず》り、杉風《さんぷう》が別墅《べっしょ》に移《うつ》るに、

草《くさ》の戸《と》も住《す》み替《か》は《わ》る代《よ》ぞ雛《ひな》の家《いえ》

表八句《おもてはちく》を庵《いおり》の柱《はしら》に掛《か》け置《お》く。

【作者と作品】

松尾芭蕉の代表作で、著名句が多く、詩的感興の完成を示す作品といわれます。旅の後に腹案を練り、その後何度も稿を改め、刊行されたのは芭蕉の没後でした。

【音読のポイント】

「おくのほそ道」は、ゆっくり悠然と音読するのもよいですが、速いスピードでリズム良く音読すると、文章の躍動感が感じられます。冒頭の文章が有名ですが、全編音読に挑戦すると、「おくのほそ道」の魅力と音読の魅力をさらに感じていただけることでしょう。

ゆっくり音読　　分　　秒

速く音読　　分　　秒

ステップ1　「、」「。」ごとにゆっくり音読

ステップ2　全文を通してやや速く音読してみましょう

「養生訓《ようじょうくん》」

貝原益軒《かいばらえきけん》

（巻二《まきに》　総論下四十七《そうろんげよんじゅうなな》）

素問《そもん》に「怒《いか》れば気《き》上《のぼ》る。喜《よろこ》べば気《き》緩《ゆる》まる。
悲《かなし》めば気《き》消《き》ゆ。恐《おそ》るれば気《き》めぐらず。
寒《さむ》ければ気《き》とづ。暑《あつ》ければ気《き》泄《も》る。
驚《おどろ》けば気《き》乱《みだ》る。労《ろう》すれば気《き》へる。
思《おも》へ《え》ば気《き》結《むすぼお》る」といへ《え》り。
百病《ひゃくびょう》は皆《みな》気《き》より生《しょう》ず。
病《やまい》とは気《き》やむ也《なり》。
故《ゆえ》に養生《ようじょう》の道《みち》は気《き》を調《ととの》うるにあり。
調《ととのう》るは気《き》を和《やわ》らげ、平《たいらか》にする也《なり》。

年　月　日

感想

凡《おおよ》そ気《き》を養《やしな》ふの道《みち》は、気《き》をへらさざると、ふさがざるにあり。
気《き》を和《やわ》らげ、平《たいらか》にすれば、
此二《このふた》つのうれひ《い》なし。

【作者と作品】

江戸時代の儒学者・貝原益軒の健康指南書。益軒は平均寿命50歳の時代に84歳で本書を書き、翌年亡くなるまで虫歯が1本もなく、夫婦で旅行をし、生涯100冊もの本を残したと伝えられています。

【音読のポイント】

「気を養う」ことについて書かれたこの文章は、暗唱ができるようになると、日々の自分の思考習慣や感情の傾向を観察する良い手引きになります。また文章を記憶し、思い出して口に出すという行為そのものも、自分一人でできるゲームのような楽しさがあります。健康を目指して、ぜひ挑戦してみてください。

ゆっくり音読

分　秒

速く音読

分　秒

ステップ1　「、」「。」ごとにゆっくり音読

ステップ2　全文をやや速く音読してみましょう

「浮世風呂《うきよぶろ》」

式亭三馬《しきていさんば》

（前編《ぜんぺん》　巻之上《まきのじょう》　浮世風呂大意《うきよぶろたいい》）

熟《つらつら》　監《かんがみ》るに、銭湯《せんとう》ほど捷徑《ちかみち》の教諭《おしえ》なるはなし。其故如何《そのゆえいかん》となれば、賢愚邪正貧福貴賤《けんぐじゃしょうひんふくきせん》、湯《ゆ》を浴《あび》んとて裸形《はだか》になるは、天地自然《てんちしぜん》の道理《どうり》、釈迦《しゃか》も孔子《こうし》も於三《おさん》も権助《ごんすけ》も、産《うま》れたまゝの容《すか(が)た》にて、惜《おし》い欲《ほし》いも西《にし》の海《うみ》、さらりと無欲《むよく》の形《かたち》なり。欲垢《よくあか》と梵悩《ぼんのう》と洗清《あらいきよ》めて浄湯《おかゆ》を浴《あび》れば、旦那《だんな》さまも折助《おりすけ》も、孰《どれ》が孰《どれ》やら一般裸体《おなじはだかみ》。是乃《これすなわ》ち生《うま》れた時《とき》の産湯《うぶゆ》から死《し》んだ時《とき》の葬灌《ゆかん》にて、暮《ゆうべ》に紅顔《こうがん》の酔客《なまえい》も、朝湯《あさゆ》に醒的《しらふ》となるが如《ごと》く、

年　月　日

感想

生死一重《しょうじひとえ》が嗚呼《ああ》まゝ《ま》ならぬ哉《かな》。
されば仏嫌《ほとけぎらい》の老人《としより》も風呂《ふろ》へ入《い》れば吾《われ》しらず念仏《ねんぶつ》をま《も》うし、
色好《いろごのみ》の壮夫《わかいもの》も裸《はだか》になれば前《まえ》をおさえて己《おのれ》から恥《はじ》を知《し》り、
猛《たけ》き武士《もののふ》の頸《あたま》から湯《ゆ》をかけられても、人込《ひとごみ》じや《ゃ》と堪忍《かんにん》をまもり、
目《め》に見《み》えぬ鬼神《おにかみ》を隻腕《かたうで》に雕《えり》たる侠客《ちゅうつぱら》も、
御免《ごめん》なさいと石榴口《ざくろぐち》に屈《かが》むは銭湯《せんとう》の徳《とく》ならずや。
心《こころ》ある人《ひと》に私《わたくし》あれども、心《こころ》なき湯《ゆ》に私《わたくし》なし。
譬《たとえ》へば、人密《ひとひそか》に湯《ゆ》の中《なか》にて撒屁《おなら》をすれば、
湯《ゆ》はぶく〱《ぶく》と鳴《なり》て、忽《たちま》ち泡《あわ》を浮《う》み出《いだ》す。

【作者と作品】

江戸時代の滑稽本《こっけいぼん》。1809～1813年刊行。庶民の社交場であった風呂屋を舞台に、当時の人物・風俗が軽妙洒脱《しゃだつ》な筆致で描かれています。

【音読のポイント】

作品冒頭の文章を音読すると、意識しなくても自然にリズムが現れてくることを感じていただけることでしょう。テンポよく読めるようになると、落語家か講談師になったような臨場感も生まれます。自然と声量も出てきます。音読のリズムとテンポの決定版として楽しんでください。

ゆっくり音読

分　　　秒

速く音読

分　　　秒

ステップ1 「、」「。」ごとにゆっくり音読

ステップ2 全文をやや速く音読してみましょう

「論語《ろんご》」

孔子《こうし》

（巻第一《まきだいいち》　学而第一《がくじだいいち》　一《いち》）

子曰《しのたまわ》く、

学《まな》びて時《とき》に之《これ》を習《なら》う、亦説《またよろこ》ばしからずや。

朋遠方《ともえんぽう》より来《きた》る有《あ》り、亦楽《またたの》しからずや。

人《ひと》知《し》らずして慍《うら》みず、亦君子《またくんし》ならずや。

（巻第一《まきだいいち》　爲政第二《いせいだいに》　四《よん》）

子曰《しのたまわ》く、

吾十有五《われじゅうゆうご》にして学《がく》に志《こころざ》し、三十《さんじゅう》にして立《た》ち、

四十《しじゅう》にして惑《まど》わず、五十《ごじゅう》にして天命《てんめい》を知《し》り、六十《ろくじゅう》にして耳順《みみした》がい、

七十《しちじゅう》にして心《こころ》の欲《ほっ》する所《ところ》に従《したが》えども、矩《のり》を踰《こ》えず。

年　月　日

感想

（巻第三《まきだいさん》　雍也第六《ようやだいろく》　二三《にじゅうさん》）
子曰《しのたまわ》く、
知者《ちしゃ》は水《みず》を楽《たの》しみ、仁者《じんしゃ》は山《やま》を楽《たの》しむ。
知者《ちしゃ》は動《うご》き、仁者《じんしゃ》は静《しず》かなり。
知者《ちしゃ》は楽《たの》しみ、仁者《じんしゃ》は寿《いのちなが》し。

（巻第四《まきだいよん》　述而第七《じゅつじだいしち》　十八《じゅうはち》）
葉公《しょうこう》、孔子《こうし》を子路《しろ》に問《と》う。子路《しろ》対《こた》えず。
子曰《しのたまわ》く、
女奚《なんじなん》ぞ曰《い》わざる、其《そ》の人《ひと》と為《な》りや、
憤《ふん》を発《はっ》しては食《しょく》を忘《わす》れ、
楽《たの》しんでは以《もっ》て憂《うれい》を忘《わす》れ、
老《おい》の将《まさ》に至《いた》らんとするを知《し》らざるのみと。

【作者と作品】

春秋時代の思想家であり儒学の祖である孔子と弟子たちの言行録。『孟子』『大学』『中庸』と併せて朱子学における「四書」の一つに数えられています。

【音読のポイント】

日本には長く「素読《そどく》」の習慣がありましたが、『論語』を繰り返し声に出して読んでみると、その時間の豊かさに思い当たる気がします。『論語』を音読していると、ことばと声によって、心身、そして脳の働きまで整えられる効果を感じていただけるかもしれません。ぜひ『論語』の多くに触れた本を手に取って、朝音読してみてください。

ゆっくり音読

分　秒

速く音読

分　秒

あとがき

一日の活動は「朝音読」後の脳が決める

私は二十代後半にラジオのアナウンサーとして放送業務にあたり、その後は主に司会進行役やナレーターとして、フリーランスで仕事を務めて参りました。四十代直前になって、仕事の緊張が高まり、また、家庭環境の変化から激しいウツ病の症状に襲われ、それから思いがけず十年以上にわたり治療と療養の毎日を送ることになってしまいました。

もう二度と社会に戻れないのではないかと焦りが募《つの》る日々の中で、私を救ってくれたのが朝に行った音読です。十分な休養を取り、医師とのコミュニケーションの中で適量の薬の量を探りつつ体調の波を見極めて、少し意欲が上向いた時期に詩や文学作品の抜粋文章の音読を始めました。インターネットで見つけた朗読検定に自宅でチャレンジを始めたことがきっかけでした。

最初は、朗読検定の課題の練習をするだけの目的で文章を声に出して読んでいたのですが、その練習の中で、朝にリズムの良い文章を音読すると、なんとなく心身も脳もスッキリすると感じるようになりました。その後、音読を行ったあとに、一日の大仕事だった家事にいつのまにか取り掛かっているということが起きてきました。何か「脳の準備運動」ができたように音読から次の行動へスーッと移行でき、意欲も生まれてくるという感覚が続いたのです。そこから買い物や調理、乗り物の乗車や人との会話、また書類の記入や作成など、日常生活の様々なシーンで反応や対応が少しずつ早く楽になり、外出も増えてきました。「朝音読」を行うと一日の活動が変わる。その驚きに導かれて、一冊二冊と音読書籍を取り寄せて、毎朝音読を続けるようになったのです。

ことばとの出合いで、心に家を建てる

「音読」を続ける中で、自分の心に特に響くことばや文章があることにも気が付きました。私は、音読のための『論語』の本や初心者のための古典文学の本などを好んで読んできたのですが、「朝音読」で出合ったことばが、まるで自分に語りかけるように、人生を見直す様々な視点や心の栄養をくれ、自分自身と対話するありがたいきっかけを与えてくれたのです。対話が進むほどに人生に対する緊張感が和《やわ》らぎ、「もう一度社会に自分のできることを差し出して、自分らしく生きてみよう」、そんな勇気と意欲が生まれてきました。まるで心に家が建ったように、社会に踏み出す力と、いつでも帰れる場所が自分の中に生まれたのです。

そして右肩上がりとはいきませんでしたが、波打つようにして体調が安定に向かい、現在、毎朝音読を行いながら一日の調子を整え、心身と脳の健やかさをテーマにした音読教室の開催など、音読の効果を伝える活動を始めるに至っています。

人にはそれぞれ人生の様々な局面があり、その中で健《すこ》やかに活動できる力を失ってしまうということは、きっと誰にでも起こり得ることではないかと私は思います。人生に訪れるそうした変化に対応する中で、自分の体調をマイルドに整える手法を持っていることは人生の大きな支えになると私は実感します。そうした手法の一つとして、「朝音読」習慣を多くの皆様におすすめしたいです。「朝音読」で脳の働きを整え、ゆっくり自分の心に響くことばに出合っていただきたい。そして、朝にこそ響くことば、日常生活とは違った「心の旅」を胸に抱いて、真新しい一日を始める喜びを共有したいと願います。

このテキストではお一人おひとりの「朝音読」習慣のきっかけとなるような、発音練習のためのテキスト、一分程度で楽しめる、長閑《のどか》で心地よいリズムを持った作品、朝だからこそ響いてくると感じる文章、人生にひらめきを与えてくれる古典の文章などを選んでみました。

「ゆっくり音読」「速く音読」と二段階で音読を行っていただくことで、朝の脳が無理なく目覚め、また発音のスピードの変化による脳の動きの違いを自然と感じていただけることと思います。

座って読むならば、できれば腰を立て姿勢を良くし、表情筋や舌をしっかり動かし、ことばのリズムに乗って、自分の音読を「耳」でよく聴きながら音読してみてください。意識がはっきりし、気力が充実してくることを感じていただけると思います。

体調が思わしくない時は、無理せず自分の好きなスタイルで音読を楽しんでください。

この本を始めとして、好みや状況に合わせて音読する文章を選び、量を選び、効果を発見するような気持ちで、朝音読を習慣にしてみてください。


最後に、「朝音読」書籍にするにあたりまして、東京都健康長寿医療センター研究所・医学博士の藤原佳典先生にご研究の立場から推薦のことばを頂戴し、朝音読実践の心身や脳への有効性についてお示いただきましたことは大変ありがたく、心よりお礼を申し上げます。

また、音読の魅力へ誘《いざな》い、ことばの生命力を自分の身体で生き返らせる喜びを、長年にわたり広く教え続けてくださっている明治大学文学部教授・齋藤孝先生に心より感謝いたします。

そして、「朝音読」の効果と可能性について直接お話しできる機会を設けてくださり、書籍刊行へと導いてくださった致知出版社藤尾秀昭社長、企画・編集の労をお取りくださり、多くの方の協力へと結び付けてくださった小森俊司様に深くお礼を申し上げます。

この本により、一人でも多くの方に「朝音読」の効果、健やかさを実感していただけますように。そしてまた新しく「ＭＹ音読」本に出合うきっかけとなりますように心より願います。

令和元年六月吉日　和貝 晴美

主要参考・引用文献

『風は草木にささやいた』山村暮鳥／著（白日社）
『声を出して読む日本語の本』塩原慎次朗／著（創拓社）
『美しい日本語の発音』田代晃二／著（創元社）
『新版・大道芸口上集』久保田尚／著（評伝社）
『暦の百科事典』暦の会（新人物往来社）
『海沼実の唱歌・童謡読み聞かせ』海沼 実／著（東京新聞）
『心のうた　日本抒情歌』野ばら社／編（野ばら社）
『唱歌１４５曲の散歩道』山田清子／著（朝日新聞出版）
『蕪村俳句集』尾形 仂／監修（岩波文庫）
『新訂 一茶俳句集』丸山一彦／校注（岩波文庫）
『橘曙覧全歌集』橘 曙覧／著　水島直文・橋本政宣／編（岩波書店）
『高見順詩集』高見 順／著（思潮社）
『筑摩現代文学大系 33』萩原朔太郎 三好達治 西脇順三郎集』萩原朔太郎・三好達治・西脇順三郎／著（筑摩書房）
『教科書で覚えた名詩』文藝春秋／編（文春文庫）
『ポケット詩集』田中和雄／編（童話屋）
『世界は一冊の本』長田 弘／著（みすず書房）
『をじさんの詩』高村光太郎／著（武蔵書房）
『武者小路実篤詩集』亀井勝一郎／編（新潮文庫）
『語りかける花』志村ふくみ／著（ちくま文庫）
『奇跡の人　ヘレン・ケラー自伝』ヘレン ケラー　／著　小倉慶郎／翻訳（新潮文庫）
『走れメロス』太宰治／著（新潮文庫）

『良寛歌集』井本農一ほか校注（角川文庫）
『草枕』夏目漱石／著（岩波文庫）
『学問のすすめ』福沢諭吉／著（岩波文庫）
『金子みすゞ名詩集』彩図社文芸部／編纂（彩図社）
『日本文学全集12』（集英社）
『坂村真民詩集百選』坂村真民／著　横田南嶺／選（致知出版社）
『かなしみを　あたためあって　あるいてゆこう』西澤孝一／著（致知出版社）
『置かれた場所で咲きなさい』渡辺和子／著（幻冬舎）
『萬葉集注釋　巻第五』澤瀉久孝（中央公論社）
『完訳日本の古典　第三巻　萬葉集（二）』小島憲之・木下正俊・佐竹昭広／校注・訳（小学館）
『日本の思想7　芸道思想集』芳賀幸四郎／編（筑摩書房）
『ビギナーズ・クラシックス日本の古典　古今和歌集』中島輝賢／編（角川ソフィア文庫）
『すらすら読める枕草子』山口仲美／著（講談社）
『すらすら読める徒然草』中野孝次／著（講談社）
『新潮日本古典集成　方丈記　発心集』鴨長明／著　三木紀人／訳注（新潮社）
『ビギナーズ・クラシックス　おくのほそ道（全）』角川書店／編（角川ソフィア文庫）
『養生訓・和俗童子訓』貝原益軒・著　石川謙／校訂（岩波文庫）
『新日本古典文学大系63』佐竹昭広ほか／編（岩波書店）
『仮名論語』伊與田覺／著（致知出版社）

＊音読用テキストとして活用いただきやすいよう、改行を加えた箇所、字下げをした箇所、旧仮名遣いを現代仮名遣いに改めた箇所、漢字を新字体に改めた箇所、一部変更を加えた箇所があります。

＊漢字の読み仮名は、原典のままを現代仮名遣いに改めた箇所があります。原典に読み仮名の付いていない漢字と繰り返し記号には、前後の文脈から判断し、ふさわしいと考えられる読み仮名を付けました。

JASRAC 出 1907468-901

〈著者略歴〉

和貝晴美（わがい・はるみ）
大阪府生まれ。一般社団法人日本朗読検定協会 認定プロフェッサー。元日本短波放送、株式市況担当アナウンサー。ラジオアナウンサーとして勤務後、フリーランスで司会進行役やナレーター、朗読ボランティア入門講座の講師等を務める。40代直前うつ病を発症し、以来10年以上にわたり治療と療養の日々を送る。療養後期より毎朝「音読」を行ったところ、症状に大きな改善がみられたことから「音読」の健康への効果と可能性を実感する。現在、「文章を声に出して読む」楽しさと健やかさをテーマに朗読・音読教室を開催している。本書が初めての著作となる。

WEBサイト
(一社)日本朗読検定協会　認定プロフェッサー　和貝晴美
https://www.kotobanotabiji.com/

1日1分、脳がシャキッと目覚める朝音読《あさおんどく》

令和元年七月二十五日第一刷発行

著者　和貝晴美
発行者　藤尾秀昭
発行所　致知出版社
〒150-0001東京都渋谷区神宮前四の二十四の九
TEL（〇三）三七九六—二一一一
印刷　㈱ディグ　製本　難波製本
落丁・乱丁はお取替え致します。　（検印廃止）

ISBN978-4-8009-1210-7 C2077
ホームページ　https://www.chichi.co.jp
Eメール　books@chichi.co.jp